Eterna juventud

Descubra la conexión hormonal y...

Emily Hart

Prólogo por el Dr. Carlos Manuel González Cela

Reservados todos los derechos. Ninguna parte de esta publicación, incluido el diseño de la cubierta, puede ser reproducida, almacenada o transmitida en manera alguna ni por ningún medio, ya sea eléctrico, químico, mecánico, óptico, de grabación o de fotocopia, sin la autorización escrita de los titulares del copyright.

Aviso Legal:
Usted no debe basarse en esta información como sustituto a una atención médica personal, diagnóstico o tratamiento. Si usted tiene alguna duda sobre su salud o la de sus familiares, por favor consulte a su médico de cabecera inmediatamente.
Este libro tiene por objeto principal informar, por lo que los contenidos del mismo son de carácter informativo y puramente orientativos, no pudiendo ser considerados como asesoramiento médico.
En todo caso, y bajo ninguna circunstancia, ninguna información directa o indirectamente accesible a través de libro podrá ser considerada un consejo médico o prescripción facultativa, declinando el autor y el editor de este libro toda responsabilidad por cualquier tipo de consecuencias directa o indirectamente relacionadas con las acciones u omisiones que pueda tener el lector en función de la interpretación de estas información.

Título original: Forever Young
Traducción: Karla Carus Azpiri
© 2005 Editorial Via Magna S.L.
C/ Numancia 205, Bajos B-205
Barcelona 08034
www.editorialviamagna.com
93.414.7312
Primera edición: Febrero del 2005
© de la traducción, 2005 VíaMagna

ISBN: 84-609-3910-3
Depósito Legal: B-4115-2005

Diseño Gráfico y Maquetación: epigraphe.com
Imprenta: Limpergraf S.L.
c/ Mogoda, 29-31
08210 Barbera del Vallés

Impreso en España – Printed in Spain

Indice

Prólogo..11

1. **Los Fabulosos Cincuenta, los Sexy Sesenta, los Sensuales Setenta... ¿en verdad?**.................15
   La insurrección de las hormonas 21
   Calidad de vida 23
   Sabiduría, control y tranquilidad 24
   Sexo y relaciones..25
   ¿En verdad tenemos otra opción? 26

2. **Nuestras hormonas: la clave de la vida**...................27
   Lo que hacen las hormonas.....................................28
   Cómo trabajan las hormonas en el cuerpo 29
   El mago de las hormonas: El hipotálamo 33
   Estrógeno, progesterona y testosterona:
   los jugadores estrella 34
       Estrógeno..34
       Progesterona 37
       Testosterona 39

Melatonina, DHEA, hormona del crecimiento humano (HGH), pregnenolona 41
    Melatonina 41
    DHEA 43
    HGH (Hormona del crecimiento humano o somatotropina) 44
Pregnenolona 46
Endocrinología: ¿Quién desearía estudiar esto? 47
Nuestro cuerpo. El laboratorio químico humano 49
Puntos clave de este capítulo. 50

3. **Desequilibrio hormonal, un extraño en tu cuerpo** 51
Nuestras hormonas: Sus razones de ser, y el más común de los desequilibrios hormonales 54
Perpetuando la raza humana. 55
Perimenopausia y menopausia 57
Las hormonas en nuestra treintena 59
El gran cambio comienza 60
Menopausia química y menopausia quirúrgica 64
Postmenopausia 67
La adolescencia. Nuestra primer batalla con las hormonas 69
Síndrome premenstrual (SPM). 71
Depresión postparto y aborto 73
Andropausia 75
El Viagra. Abriendo las puertas al diálogo, ¡y más! 76
Desequilibrios hormonales en los hombres 77
El huevo o la gallina 78
Puntos clave de este capítulo. 78

4. **Remedios caseros. La solución en una píldora (o dos) y la historia de las hormonas en el mundo médico** 81
El desarrollo de las hormonas sintéticas 82
La terapia hormonal sustitutiva hoy. Cócteles de drogas sintéticas 84
Premarin y Provera. 86
Ventajas de las THS combinadas 88

Ventajas de las TSE (terapias de reemplazo de estrógeno
sin progesterona) 88
Efectos secundarios de la terapia hormonal sustitutiva
sintética (terapia combinada) 89
    Riesgos a corto plazo y problemas menores: 92
    Riesgos a largo plazo 92
Efectos secundarios de la TSE (terapia de sustitución
de estrógeno) 93
Más factores de riesgo 94
El estudio de Women's Health Initiative 2002, los hechos 95
Promesas incumplidas..............................97
Puntos a considerar antes de comenzar una THS 98
Escuche...99
Puntos clave de este capítulo........................100

5. Terapia hormonal sustitutiva natural: tiene sentido 103
    THS sintética, ¿qué tiene de malo?....................104
    ¿Qué son las hormonas naturales? 105
    ¿Existe tal cosa?..................................106
    ¿Dónde conseguir hormonas naturales? 108
    Dónde comenzar..................................109
    Análisis de sangre FSH/LH 110
    Análisis de plasma sanguíneo........................110
    Análisis de saliva.................................. 111
    Prueba de orina 24 horas...........................111
    Prueba de densidad ósea 112
    Hablando con su médico...........................112
    Ventajas de la terapia hormonal sustitutiva natural 114
    Efectos colaterales de las terapias hormonales
    sustitutivas naturales 118
    Exceso de progesterona (de leve a severa)..............119
    Déficit de progesterona 119
    Examen rápido de estrógeno........................120
    Exceso de testosterona.............................120
    Déficit de testosterona 120
    Los estrógenos, divide y vencerás....................121
    ¿Dónde entra la progesterona?......................121

Estrógeno y progesterona ¿Menstruación a los 55?........123
Las reglas de oro de la Dra. Diana Schwarzbein para
la sustitución hormonal (Somers p. 69-70)................124
Las hormonas naturales en el mercado 125
Geles, parches, cremas y píldoras: la dosis correcta en
la forma correcta 126
Geles y cremas..126
Parches..127
Supositorios vaginales................................128
Calidad de vida......................................129
Puntos clave de éste capítulo........................131

6. **Una entrevista con Silvia y el poder de elección**........133

7. **Hormonas y estilo de vida: una relación evidente**.......139
   Dieta...140
   Tiempo para comer 147
   La digestión...148
   Ejercicio, la otra mitad de la ecuación...............150
   Entrenamiento con peso vs. Ejercicios aeróbicos 151
   Gimnasios ¡oh no!....................................152
   Lo que debemos considerar............................153
   Vaya por lo natural. Medicamentos alternativos, hierbas
   y raíces para enfrentarse a la menopausia.............154
       Fitoestrógenos...............................156
   Las hormonas y el estrés 158
   El diario del estrés.................................160
   Terapias hormonales sustitutivas naturales y estrés 160
   Xenoestrógenos.......................................161
   Elija la vida.. 162
   Puntos clave de este capítulo 163

8. **Patentes, Compañías Farmacéuticas y
   el Poder del Dinero**................................**167**
   Las patentes...167
   La difusión de la información........................169

¿Y qué hay acerca de los estudios contradictorios,
los hechos dispares y la información conflictiva? 173
Los bebés Premarin, una razón más para *no* tomar Premarin 175
La información que nuestros médicos reciben............178
Puntos clave de este capítulo.........................180

9. Oriente se encuentra con Occidente..................183
Descartes y la división cuerpo-mente 185
(Beinfield & Korngold Between Heaven and Earth).......185
¿Cuál es el problema de la medicina occidental? 187
La ruta alternativa..................................190
¿Son los osteópatas y naturopatas médicos de verdad?.....195
Médicos naturopatas 195
Osteópatas...195
Antes de ir con el médico 197
En el consultorio de su médico........................199
Seguimiento- después de la consulta...................201
Puntos clave de este capítulo.........................202

10. Por siempre joven 205

Bibliografía y fuentes 209

Prólogo

A partir de los 40 y 55 años de vida comienza un periodo de transición en la vida de la mujer pues se dejan de producir óvulos y la actividad menstrual disminuye aunque finalmente cesa. Esta es una etapa en que el organismo disminuye la producción de hormonas femeninas (estrógenos y progesterona).Así conceptuando de un modo mas o menos concreto definimos en medicina lo que se conoce como la Menopausia.

El afrontar este periodo puede ser muy dificultoso para cada persona pues se suceden toda una serie de eventos sico-fisiológicos en la mujer que influyen de manera tal que a veces se desorienta, no sabe que es, se preocupa y termina pensando: *estoy envejeciendo.*

Y es cuando acuden a nuestra consulta para buscar ayuda, conocer que está pasando y como podemos ayudar a resolverlo.

Este cambio de vida en la mujer es un hecho natural pues cesa la producción de óvulos, con lo que se elimina la posibilidad de embarazo y la menstruación se hace menos frecuente, con un periodo que dura de dos a tres años, hasta que desaparece.

Los síntomas son causados por cambios en los niveles de estrógenos y progesterona, que disminuyen a medida de la disfunción ovular y el organismo responde a ello. Algunas mujeres sufren pocos síntomas o ninguno, otras sin embargo experimentan varios síntomas leves o severos.

Estos se acompañan fundamentalmente de sofocos y sonrojamiento de la piel, cambios en el estado de ánimo, fatiga, irritabilidad, cambios de humor, disminución del deseo sexual, ausencia o irregularidad del periodo menstrual, resequedad vaginal y relaciones sexuales dolorosas. También se incrementa el riesgo de Osteoporosis (pérdida de calcio en los huesos) con la posibilidad de la aparición de fracturas óseas. De esta forma grosso modo he intentado resumir parte de los eventos más importantes que suelen aparecer durante esta etapa.

Una vez asistida en consulta y revisada la problemática que nos plantea cada paciente, se indican estudios diagnósticos dirigidos principalmente a ver el estadio de la función hormonal e iniciar posteriormente el tratamiento.

Durante años la terapia de sustitución hormonal fue el tratamiento común para la menopausia. A medida que han sido utilizada las mismas han aparecido toda una serie de riesgo de complicaciones tardías como son el cáncer de mama, ataques cardiacos, accidentes cerebrovasculares y tromboembolismo pulmonar fundamentalmente

Esto nos plantea hacer un poco el balance en el riesgo/beneficio de orientar el tratamiento hacia la terapia de sustitución hormonal tradicional.

Actualmente se trabaja en un tratamiento individualizado donde se siga a cada paciente, se valore cada terapia indica, se estudie posteriormente y se eduque sobre su estado, incluyendo sus hábitos de vida.

Algo novedoso, y es lo que se aborda en este libro, es la terapia hormonal sustitutiva natural. Método este muy extendido en otros países y que data de estudios muy tempranos de inicios del siglo pasado, ya que en 1940 se observan por vez primera sustancias vegetales con propiedades estrogénicas, desde entonces se han venido estudiando y dada su inocuidad se han incorporado como una terapia más para el tratamiento de la menopausia.

Este libro puede resultar de gran ayuda a todas las mujeres que llegadas a esta etapa de la vida comienzan con toda una serie de cambios, muchos totalmente nuevos, y para lo cual necesitan saber que esta pasando en ellas. Aquí le proponemos una perspectiva distinta, una conversación intima con vosotras para llegado el momento poder decidir como afrontar la etapa de la menopausia y hacerse participe de estas terapias que pueden llegar a brindar una calidad y esperanza de vida superior. Sin dudas será de buen provecho.

Dr. Carlos Manuel González Cela
Marbella, España

Capítulo 1

Los Fabulosos Cincuenta, los Sexy Sesenta, los Sensuales Setenta... ¿en verdad?

Cuando comencé la investigación para este libro hubo dos cosas que me impactaron de manera especial: la falta de información acerca de las terapias de sustitución hormonal, y el número de mujeres que simplemente estaban "lidiando con ello".

¿Lidiando con qué? Lidiando diariamente con los efectos de la reducción de hormonas en sus cuerpos. Lidiando con opciones médicas limitadas. Lidiando con bromas pesadas e incomprensión por parte de sus familias y de los mismos especialistas. Lidiando con la falta de importancia dada al hecho de envejecer, y aceptando su situación como una serie de eventos normales.

A pesar de que este libro se enfoca en la perimenopausia, menopausia y post-menopausia, también dediqué algún tiempo a hablar con mujeres que han sufrido desequilibrios hormonales por otras diversas causas: menopausia post-cirugía, menopausia, post-menopausia, síndrome premenstrual (SPM), abortos, síndrome de ovarios poliquísticos, depresión post-parto y más.

Abrir el tema del desequilibrio hormonal me permitió comunicarme con mujeres de todos los estilos de vida, de todas las edades y de todas las razas. Hasta entonces no me había percatado de la cantidad de mujeres que sufren día tras día porque sus cuerpos no trabajan como debieran.

Al principio, algunas mujeres se mostraron un poco reacias a hablar acerca de la menopausia (en especial las generaciones de mi madre y mi abuela). Algunas mujeres habían guardado silencio durante tanto tiempo que ahora les parecía innecesario hablarlo. Yo deseaba obtener información, pero me resultaba difícil llegar a ellas mientras susurraban la palabra "menopausia" como si se tratara de algo "malo".

¿Qué podía hacer? Decidí acercarme al tema desde una perspectiva más general y menos personal. Envié un cuestionario simple en el que se leía lo siguiente:

> *Entiendo que este es un tema muy personal, pero también pienso que las mujeres (y los hombres) deberían ser capaces de compartir sus experiencias para que otros no tengan que sufrir en silencio. Muchas personas continúan haciéndolo porque los consideran "problemas femeninos" o simplemente "algo natural".*
>
> *Estaría muy agradecida si usted deseara compartir conmigo la historia, experiencia y reflexiones que tuvo durante algún período de cambio hormonal sufrido en su vida. Quiero que se sienta cómoda de compartir y desahogar cualquier cosa, incluso si le parecen disparates. Encontrará una serie de preguntas para ayudarle a reflexionar acerca de su cuerpo y de cómo ha sido tratado a lo largo de los años.*
>
> *Ciertamente no tiene que contestar a cada una de las preguntas, especialmente si alguna le hace sentir incómoda. Como ya he mencionado, éste es un tema muy personal, ¡y entiendo que las mujeres no hablan de él muy a menudo!*
>
> *Agradezco cordialmente su amable colaboración. Le recuerdo que, al contestar estas preguntas, obtengo su permiso para publicarlas en mi último manual.*

1. Nombre y apellidos
2. ¿Desearía que su nombre y apellidos fueran modificados en la publicación del manual?
3. ¿Alguna vez en su vida ha usted experimentado algún cambio radical de tipo hormonal? ¿podría hablarme de él? (¿qué sentía? ¿qué tipo de cambios físicos enfrentó?)
   3a. ¿Ha vivido con alguna persona que haya experimentado cambios hormonales radicales?
4. ¿Su médico le prescribió algún medicamento? ¿cuál?
5. Si usted lleva algún tratamiento de reemplazo hormonal sintético (como Progevera o Premarin), ¿podría describir como se siente (o sintió) con este medicamento?
6. ¿Lleva usted algún tipo de terapia sustitutiva hormonal natural?
7. ¿Alguna vez ha hablado acerca de hormonas naturales con su médico?
8. ¿Su médico trabaja o estaría dispuesto a trabajar con hormonas naturales?
9. ¿De qué manera su desequilibrio hormonal afectó su sexualidad y vida sexual?
10. ¿Qué es lo que más le preocupa acerca de su desequilibrio hormonal? ¿a qué aspecto le gustaría que la comunidad médica prestara más atención e investigara más en profundidad?

Al cabo de dos días de haber enviado el cuestionario, recibí información significativa acerca de las vidas de estas mujeres y de cómo habían cambiado debido a la menopausia. Algunas mujeres incluso se mostraron agradecidas, otras me hicieron valiosas sugerencias. Estas mujeres crearon este manual, cambiaron mi perspectiva y me inspiraron a escribir tanto como me fuera posible, con el objetivo de que la información que ellas no tuvieron cuando pasaron por sus difíciles cambios hormonales y por terapias inadecuadas esté ahora disponible para todo aquel que la necesite.

El cuestionario abrió las puertas a la comunicación. Las mujeres se sintieron libres de desahogarse. No estaban avergonzadas de hablar acerca de su "cambio".

El cuestionario también abrió la posibilidad de tener entrevistas cara a cara. Las mujeres que lo recibieron me proporcionaron sus números telefónicos y me pidieron que nos encontrásemos. Querían hablar, y querían ser escuchadas. Querían compartir sus historias y sus experiencias.

Una de las mujeres que entrevisté me dijo: "Nunca hablé con mi marido acerca de esto. Simplemente lo mantuve encubierto. *No puedo* hablar de la menopausia." La mujer echó un rápido vistazo en el salón vacío para comprobar que no hubiera moros en la costa.

"¿Cómo se las arregló –pregunté– para mantener en secreto uno de los más grandes cambios físicos de su cuerpo?"

"Bueno, el no necesita saber nada acerca de estas cosas", respondió con franqueza.

Fui cautelosa en no forzar el tema. Fue ella misma quien después de un par de minutos comenzó a hablar detalladamente de su experiencia. Me parece que fui la primera persona en preguntarle cómo se sintió y cómo la menopausia cambió su vida. ¡Sus médicos ni siquiera le habían preguntado!

Otras mujeres comenzaron a hablar. Mientras más hablaban, mejor se sentían y podían expresar de mejor manera los temas de la menopausia, de sus cuerpos, de sus vidas sexuales y de los cambios que estaban experimentando.

Mientras más mujeres entrevistaba, más me percataba de que existe toda una generación de mujeres que nunca hablaron acerca del tema.

Mi abuela dijo, "Emily, nosotros simplemente no teníamos el tiempo para hablar de esas cosas." Ella trabajó en una granja toda su vida. Pero ¿qué hay de las mujeres que sufrían entonces, sin saber siquiera lo que les estaba sucediendo a sus cuerpos? ¿Qué hay de las mujeres a las que sólo se les dijo, "así son las cosas"?

¿Qué hay de las mujeres a las que *todavía* se les dice "así son las cosas?". Existe otra generación de mujeres que están comenzando a hablar acerca del tema, pero sin dejar de sentirse más bien incómodas. Quizá hablar acerca del "cambio" signifique que éste llegará más rápido. Esta generación de mujeres se mueve entre los límites de la menstruación y la menopausia. Algunas de ellas quizá estén ya experimentando perimenopausia, pero ninguna la ha vivido en pleno, *todavía*.

¿Pero por qué no quieren hablarlo?

Menopausia significa edad madura.

¿Qué pasa con las mujeres "mayores"?

A las mujeres de nuestra sociedad no se les tiene permitido envejecer. Tan solo eche un vistazo a las películas de Hollywood. Los hombres mayores de cincuenta son quienes destacan en la industria cinematográfica (Clint Eastwood, Paul Newman, Robert Redford, Sean Connery, Tommy Lee Jones, Harrison Ford etc.). En cambio, sobre las marquesinas de los cinemas los nombres de mujeres mayores de cincuenta son contadas (Meryl Streep, Diane Keaton, y... bueno, ¿es que hay alguien más?).

¿Resulta fácil encontrar las diferencias genéricas?

Los hombres se hacen viejos "con gracia". Las mujeres sólo se hacen mayores y, si acaso, se escabullen con gracia. Para colmo, las mujeres "normales" se consuelan pensando "¡estos hombres de las películas, ni siquiera son reales!

Cuando saqué el tema con grupos de mujeres entre 45 y 50 años, quienes aún no habían comenzado la menopausia o perimenopausia eran las más vociferantes.

"¡Pero si no soy *tan* vieja!"

"Esta vez no puedo ayudarte Emily. ¡Gracias al cielo!"

"¡Mírame! ¿En verdad me encuentro tan arrugada?

"No cuentes conmigo aún."

Y esta es mi favorita: "cuando comience a volverme loca te llamaré. Ese día sabré que ha comenzado".

¿Desde cuando un cambio natural en el cuerpo de la mujer comenzó a significar el punto donde no hay marcha atrás? ¿Por qué vemos a las mujeres en su menopausia como viejas decrépitas y arrugadas sufriendo de "calores"?

Este grupo de mujeres en sus cuarenta se encontraba justo en el límite del cambio, haciendo todo lo que estaba en sus manos para mantenerlo tan alejado de sus mentes como fuera posible. ¡Pero no se puede controlar la naturaleza! Realmente ¿quién podría culparlas, tomando en cuenta la manera en que nuestra sociedad trata a las "mujeres maduras"?

Y después tenemos a mi generación. Una generación invadida por procedimientos quirúrgicos para eliminar los órganos reproductivos. Hablé con una docena de mujeres de mi edad que se habían sometido a histerectomías y habían sufrido un número alarmante de desequilibrios hormonales que las habían llevado a serios problemas de salud: artritis reumática, apoplejías, obesidad y más.

La mayoría de las mujeres que habían sufrido menopausia quirúrgica y otros desequilibrios hormonales radicales fueron muy abiertas a contarme sus experiencias. Algunas de ellas no tuvieron la oportunidad de tener hijos, pues necesitaron someterse a histerectomía por razones de salud. Estas mujeres podían ser "excusadas" de tener la menopausia porque no ocurrió por su "culpa".

Me pregunté "¿qué sucede aquí?"

Mientras más investigaba, más me daba cuenta que la menopausia en nuestra sociedad es tanto problema físico como mental. Cuando la gente piensa en "menopausia", piensa en mujeres viejas, poco atractivas, abanicándose y poniéndose cubos de hielo debajo de sus vestidos. Menopausia *no es* precisamente un sinónimo de *sexy*.

Cuando leí el libro de Suzanne Somers ella incluso admitió que cuando estaba en el show de Howard Stern (un conocido programa de televisión norteamericano), negó que se estuviese enfrentando a la menopausia en ese momento. ¿Cómo podría una mujer tan hermosa, atractiva y exitosa como Suzanne Somers pasar por algo como la menopausia? ¿No estaba ella muy por encima de ello? ¿Acaso no todas las mujeres deberían ser capaces de darle la vuelta a la menopausia, o al menos, ser capaces de pasar el invierno sin tener que encender el aire acondicionado? ¿Es esto realmente pedir demasiado?

¿Cómo puede algo tan natural ser tan terrible?

Comencé entonces a investigar los síntomas de los desequilibrios hormonales, particularmente los relacionados con perimenopausia, menopausia y post-menopausia. Comprendí por qué, a pesar de que el 25% de las mujeres no tienen síntomas físicos importantes, algunas experimentan algo que podríamos llamar una batalla hormonal. Para algunas mujeres es un verdadero infierno; y con los ataques de calor, un infierno probablemente sea un cambio de ambiente refrescante.

Otras mujeres sufren de severos cambios en el estado de ánimo desde la edad adolescente, relacionados con el síndrome premenstrual o con otros desequilibrios hormonales. El delicado balance hormonal en nuestros cuerpos puede verse alterado de tal forma que afecte profundamente nuestra salud, bienestar emocional e incluso nuestra economía.

Los desequilibrios hormonales no sólo afectan a la persona que los sufre, sino también a cualquiera que interactúe con ella –amigos, padres, hijos, compañeros de trabajo–. Aunque bromeemos tanto acerca de ellos, los desequilibrios hormonales no son motivo de risa.

Algunas de nosotras somos afortunadas al no sufrir más que una oleada de calor. Algunas tenemos la suerte de contar con una buena salud, un adecuado equilibrio hormonal y el apoyo de nuestras familias cuando las cosas se salen un poco de nuestro control. Pero, para quien no lo haya experimentado directamente, tratemos de ver el problema del desequilibrio hormonal en perspectiva, ya que cualquier día ustedes también sabrán de qué hablo (ya sea directa o indirectamente).

La insurrección de las hormonas

Imagine que su cuerpo cambia, como si estuviera sublevándose en su contra, después de cincuenta años de tranquilidad. Imagine que no es capaz de conciliar el sueño. Imagine que pasa el día confundida mientras, de vez en cuando, su cuerpo comienza a irradiar un calor que antes solo sintió en el sauna, sólo que esta vez no hay manera de abrir la puerta y salir.

Comienza a aumentar de peso, a pesar de que come menos y hace más ejercicio físico. Se siente deprimida y de mal humor, cosas insignificantes le hacen llorar o gritar de cólera. Tiene migrañas. Los calambres menstruales de su adolescencia vuelven junto con el acné y el síndrome premenstrual. Su apetito sexual ha desaparecido. En un par de años (o incluso en meses) se ha convertido en una total extraña para todos los que la rodean, especialmente para usted misma.

Necesita ayuda. Acude a su médico de cabecera quien le explica que sus síntomas son "normales" y que "así es como sucede". Quizá tenga un poco de suerte y su médico le prescriba algún medicamento, que probablemente sea una terapia hormonal sustitutiva sintética (THS o HRT, por sus siglas en inglés). Estos medicamentos son demasiado fuertes, y no dejan de ser sustancias ajenas a su cuerpo: pueden aliviar algunos síntomas de las fases iniciales de la perimenopausia, aunque en algunos casos los pueden empeorar.

Así que quizá no sólo continúe teniendo todos los síntomas propios de la menopausia, sino que comience a sentirse incluso peor: comienza a retener líquidos y a sentirse inflamada. Le duelen los pechos. Las oleadas de calor han disminuido pero han sido sustituidos por problemas gastrointestinales como reflujo y estreñimiento. Sigue teniendo dolores de cabeza y sigue sintiéndose ansiosa y deprimida.

Le han asegurado que este medicamento es el mejor para usted, y que incluso le ayudará a prevenir el cáncer. Pero las nuevas investigaciones han mostrado que el medicamento que ha tomado durante los últimos cinco, diez, quince o veinte años puede, de hecho, aumentar las posibilidades de contraer cáncer de mama y de endometrio, además de formación de coágulos y enfermedades del corazón, entre otros.

Parece ser que todo va mal. No puede tomar hormonas sintéticas pero se siente terrible sin ellas. O bien, deja el tratamiento y permite que sus hormonas se agoten, dejándola totalmente debilitada, sin vitalidad ni ganas. ¿Qué puede hacer?

Muchas de las mujeres con quienes hablé interrumpieron su tratamiento de hormonas sintéticas sin dar aviso a sus médicos. De hecho, algunos médicos continuaban bajo la creencia de que sus pacientes seguían el tratamiento; pero estas mujeres prefirieron lidiar con los síntomas de la menopausia que con los del medicamento que, supuestamente, las ayudaría a enfrentarse mejor a la menopausia. Además, algunas de estas mujeres comenzaron a leer acerca de sus cuerpos y de las sustancias que les habían introducido: los estudios prueban que, a la larga, las terapias hormonales sustitutivas sintéticas (THS) son perjudiciales para la salud de la mujer; pero los médicos continúan recetándolas y las mujeres tirando las recetas a la basura.

Calidad de vida

Las pocas opciones disponibles hasta ahora han hecho que las mujeres sacrifiquen su calidad de vida. ¿Cómo hacer posible que la segunda mitad de nuestras vidas –esos maravillosos años después de los cincuenta– esté llena de vitalidad, salud, libertad y sexualidad?

Es posible ¡y muy posible!

La terapia hormonal sustitutiva natural es la alternativa que hemos estado buscando para ser capaces de disfrutar de calidad de vida sin riesgos. Estos *deben* y *pueden* ser los mejores años de nuestras vidas. ¡Estos son los años para levantar nuestras cosechas!

Nuestros hijos se han ido o se irán pronto; tenemos sólidas carreras; hemos vivido experiencias que nos han ayudado a crecer y a hacernos las mujeres que somos; nuestras inseguridades se han desvanecido. Nos hemos convertido en mujeres poderosas, bellas y atractivas. Somos más interesantes, misteriosas y comprometidas que nunca antes. Las últimas cosas de las que nos queremos preocupar son oleadas de calor, reducción en el apetito sexual, miedos, cáncer y enfermedades del corazón.

Estos años son *nuestros*. ¡No podemos permitir que las hormonas y las pobres opciones médicas disponibles nos lo quiten!

Sabiduría, control y tranquilidad

Al final, ha aprendido a vivir un día a la vez. Ya no se preocupa tanto por un trasto sucio en el fregadero o una mancha en el sofá. Ahora, ha descubierto que la vida es un magnífico viaje; en lugar de preocuparse tanto por el mañana, piensa en la hora de la cena y en la cita que tendrá con su increíble compañero.

¿Acaso no es maravilloso desprenderse de aquellas inseguridades y caminar por las calles sabiendo quien *es*? Todo su ser emana seguridad y control. Todo, desde la ropa que viste. Usted ha trabajado para moldear la persona quien es y en la que se está convirtiendo.

Ha cometido errores. Se ha tragado el orgullo más veces de las que le gustaría admitir. Ha asistido a incontables juntas de padres de familia, se ha quedado despierta la noche de la graduación de su hija/o, ha trabajado tiempo extra para llegar a fin de mes… y la lista puede seguir y seguir.

Todo ese arduo trabajo le ha traído a este punto en su vida. Todos esos años acumulando sabiduría y sorteando los obstáculos de la vida le han llevado a ser lo que es. Ahora es tiempo de poseer su propio tiempo.

Poseer su propio tiempo significa también que se haga cargo de su salud y de sus opciones médicas. Todos esos años negociando con adolescentes y profesores, policías, dependientes, camareros, jefes y empleados la han entrenado muy bien. Ahora es capaz de exigir el tipo de tratamiento de salud que necesita y desea. Es tiempo de hacerse valer y aprender más acerca de sus opciones de salud.

Sexo y relaciones

La mayoría de las personas no piensa en sexo cuando ve a una mujer de cincuenta. Sin embargo, usted sí, y lo sabe muy bien. ¡No es solo fantasía en una película de Jack Nicholson!

Uno de los síntomas más transtornantes de la perimenopausia y menopausia es la sequedad vaginal y falta de apetito sexual. Encontrar la combinación apropiada de hormonas la traerá de regreso a aquellos años de juventud.

Pero recuerde que durante aquellos años "dorados" de juventud ¡también se encontraba falta de energía y deseo! Estaba amamantando, cambiando pañales, asistiendo a juntas de escuela, y arreglando las agendas de todo el mundo. Usted y su pareja hacían lo posible por estirar los céntimos. Todo el peso parecía acumularse sobre usted. ¡Durante esos años de juventud no podía aprovechar todas las ventajas de su increíble sexualidad!

Sin embargo ahora el ritmo de su vida social se ha hecho más tranquilo. Los chicos se han ido, es hora de regresar las manecillas del reloj (ya sin pañales) y vivir la pasión de la segunda mitad de su vida.

Uno de los errores más graves que las parejas cometen cuando tienen familia es olvidar que, antes que nada, son una pareja. Son compañeros, socios, no sólo a la hora de pagar cuentas y cambiar pañales, sino también, y más que nada, en la habitación. Nutra su relación de pareja, cultívela. Cuando los chicos se van, es tiempo de recuperar la magia. Salgan de viaje, cenen en restaurantes lujosos (donde las servilletas no sean de papel) ¡y encienda las velas!

La segunda parte de su vida puede ser la mitad liberadora. Mire a su pareja. Recuerde *por qué* se casaron. Recuerde quién era esa persona y en quién se ha convertido. Encienda esa chispa que comenzó esta vida juntos y disfrute.

¿En verdad tenemos otra opción?

De eso, precisamente, trata este libro. Trata de educación y opciones. Mis objetivos al escribir este libro son:

- Instruir acerca de nuestros cuerpos y el funcionamiento (o no) de nuestras hormonas.
- Explicar la diferencia entre las terapias hormonales sustitutivas sintéticas y las hormonas naturales, la manera en que trabajan en nuestros cuerpos y las ventajas y desventajas de cada una de ellas.
- Hacer énfasis en que cada aspecto de nuestras vidas, desde el tipo de comida con que nos alimentamos hasta el tipo de limpiadores domésticos que empleamos, tiene un efecto en nuestras hormonas.
- Dar ideas para tener una buena comunicación con nuestros médicos y profesionales de la salud.
- Presentarle distintas opciones.

Este último punto es el más importante para mí. Quiero asegurarme que cada mujer (y hombre) que lea este libro sepa que existen más opciones –opciones que tal vez hasta ahora no han sido accesibles– Opciones que, quizá, sus médicos nunca les ofrecieron.

Es importante que este libro no sustituya nunca la visita a un especialista. No obstante, espero que pueda ayudarle a abrir la comunicación con su profesional de la salud.

Ya que el poder de decisión en opciones de salud definirá la manera en que asumimos nuestra salud y manera de vivir, espero que este libro le ofrezca alternativas para vivir mejor *los mejores años de su vida*. Realmente podemos ser eternamente jóvenes, en nuestro corazón, mente, espíritu y cuerpo. No está sólo en nuestra mente, ¡esta en nuestras hormonas!

Capítulo 2

Nuestras hormonas: la clave de la vida

Hormonas. Todo el mundo habla de ellas. Todo el mundo ha escuchado sobre ellas. Son la causa de innumerables desórdenes de comportamiento, alteraciones, disfunciones y molestias, y qué decir del caos físico que provocan en nuestros cuerpos. Pero ¿qué son? ¿Qué hacen? y ¿por qué son de tal importancia en nuestro mundo?

Las hormonas lo son todo. Sí, ha leído bien. Son absolutamente todo para nuestra supervivencia, pero curiosamente vivimos ignorándolas hasta el día en que algo va mal con ellas. Sabemos que están ahí, pero cuando se presentan problemas, es cuando realmente nos damos cuenta de que las tenemos (o bien, ¡que las necesitamos!).

Es por ello que el tema hormonal de la menopausia es de tal controversia. Son pocos los momentos en la vida de una mujer en los que experimentará cambios hormonales dramáticos, pero no hay duda de que cuando algo así suceda, se sentirá topar con una pared.

Si usted está leyendo este libro, probablemente sea gracias a que sus hormonas funcionan (aunque podrían no funcionar del todo bien en este preciso momento; si es así, no se preocupe, hay maneras de remediarlo). Si está con vida, es gracias a que sus hormonas funcionan. Si respira, si su corazón late y si sus riñones trabajan, es porque sus hormonas funcionan. Entonces ¿qué son estas *cosas* tan importantes en nuestros cuerpos, cómo funcionan y qué tienen que ver con la menopausia?

Lo que hacen las hormonas

Las hormonas hacen todo, desde estimular nuestro metabolismo, crecimiento y desarrollo, hasta construir vasos sanguíneos para incrementar nuestro ritmo cardíaco. Es gracias a las hormonas que nuestros brazos y piernas tienen la misma longitud, y que hemos desarrollado nuestro sistema reproductor. Las hormonas mantienen el equilibrio de sodio y fósforo de nuestro organismo, y regulan nuestro biorritmo. Una de las tareas fisiológicas más importantes de las hormonas es determinar el sexo que tendremos al nacer. Somos hombre o mujer debido a nuestras hormonas.

Tenemos más hormonas en nuestro cuerpo que las que nos podemos imaginar. Básicamente, son las hormonas quienes están a cargo de todo.

Las hormonas son secretadas por nuestro sistema endocrino. Este sistema está conformado por glándulas endocrinas. A pesar de que estas glándulas se localizan en diferentes partes de nuestro cuerpo, se consideran parte de un mismo sistema debido a sus sistemas de comunicación e interrelaciones. Es importante recordar este aspecto; más adelante, cuando hablemos acerca de terapias de sustitución hormonal, considerar el endocrino como un sistema nos ayudará a entender por qué una sola píldora u hormona simplemente no es capaz de equilibrar la ecuación en el cuerpo.

Las glándulas principales dedicadas a secretar hormonas en el cuerpo son la pituitaria y la pineal, la tiroides y la paratiroides, la adrenal (o suprarrenal), el páncreas y las gónadas (testículos y ovarios). No todas las glándulas tienen la función única de producir y secretar hormonas. El páncreas, las gónadas, el estómago y los intestinos son ejemplos de órganos que tienen glándulas endocrinas y que hacen más que producir hormonas. Lo anterior es también muestra de cuán vitales son las hormonas para el funcionamiento de todo nuestro cuerpo.

Entonces, ahora lo sabe. *Las hormonas están en todas partes*; pero ¿cómo trabajan una vez que circulan por el cuerpo?

Cómo trabajan las hormonas en el cuerpo

Una vez secretadas en nuestra sangre, las hormonas tienen una misión que cumplir. Cada hormona tiene una misión diferente, y algunas tienen varias misiones. Podemos imaginarlas como agentes secretos que llevarán mensajes en clave a ciertas células. Estos mensajes provocan respuestas y funciones biológicas.

El cerebro es el centro de control. Cuando el cerebro envía determinadas señales al cuerpo, las glándulas liberan hormonas en el torrente sanguíneo. Por ejemplo, el cerebro puede decirle al páncreas que libere insulina en el cuerpo para controlar el nivel de azúcar en la sangre de una persona.

Las hormonas liberadas van en búsqueda de sus células objetivo. Algunas hormonas sólo pueden entrar en células específicas, lo que significa que muchas células no reaccionan siquiera cuando las hormonas recorren el cuerpo.

La hormona debe ser compatible con la célula receptora para que ésta le permita entrar a ella. Cuando la hormona encuentra una célula compatible, se forma un enlace que produce la respuesta biológica necesaria para el funcionamiento del cuerpo. La insulina liberada en el torrente sanguíneo, por ejemplo, deberá disminuir la concentración de glucosa en la sangre.

No hay un solo órgano en nuestro cuerpo que no sea tocado, afectado, o cambiado por las hormonas que los recorren. Pero las hormonas son algo intangible, y por eso son tan difíciles de entender. De hecho, aún hay muchas hormonas cuyas funciones no han quedado claras para la comunidad médica. ¡Y qué decir de gente como nosotros, quienes no dedicamos nuestra vida a estudiarlas!

Es imposible ver con rayos X y decir, "vaya, ahí está mi hormona folículo-estimulante". No podemos introducirnos en un escáner de tomografía axial y decir "me parece que esta glándula pituitaria no está secretando correctamente".

He incluido una tabla de nuestras hormonas principales, las glándulas donde se originan, su objetivo y los principales efectos fisiológicos que generan. Recordemos que, a pesar de tener funciones principales, las hormonas llevan a cabo otras funciones secundarias. Esta es una síntesis muy breve.

En este libro nos concentraremos en el tema de las hormonas sexuales y en las hormonas que afectan a la mujer y a su cuerpo a lo largo de su vida. Entraremos en más detalles acerca de estas hormonas, sus funciones y sus beneficios. (University of Virginia).

HORMONA	ORIGEN	OBJETIVO	EFECTOS FISIOLÓGICOS
Hormona Folículo-estimulante (FHS)	Pituitaria anterior	Ovarios y testículos	Crecimiento del folículo del ovario o túbulos seminíferos.
Hormona Luteinizante (LH)	Pituitaria anterior	Ovarios y testículos	Producción de estrógeno y progesterona o testosterona
Prolactina	Pituitaria anterior	Ovarios y mamas	Estimula la producción de leche en los senos, mantiene la secreción de estrógeno y progesterona de los ovarios
Hormona Tiroide Estimulante	Pituitaria anterior	Tiroides	Estimula la secreción de hormona Tiroides

Hormona	Origen	Objetivo	Efectos fisiológicos
Hormona adrenocorticotrópica	Pituitaria anterior	Corteza adrenal	Estimula la secreción de hormonas de la corteza adrenal
Hormona del crecimiento humano (HGH)	Pituitaria anterior	General	Estimula el crecimiento
Hormona melanocito-estimulante (MSH)	Pituitaria anterior	Melanocitos	Estimula la dispersión del pigmento en los cromatoforos
Oxitocina	Hipotálamo, vía pituitaria posterior	Útero y mamas	Estimula la contracción y la secreción de leche
Hormona antidiurética	Hipotálamo, vía pituitaria posterior	Riñón	Estimula la reabsorción de agua
Tiroxina y triodotiroxina	Glándula tiroides	General	Estimula el metabolismo, el crecimiento y el desarrollo
Calcitonina	Glándula tiroides	Huesos	Reduce el nivel de calcio en la sangre inhibiendo la reabsorción de los huesos
Hormona paratiroides	Glándula paratiroides	Huesos, riñones, tracto digestivo	Aumenta el nivel de calcio en la sangre estimulando la reabsorción de los huesos
Mineralocorticoides (aldosterona)	Corteza adrenal	Riñón	Mantiene el equilibrio de sodio y fósforo
Glucocorticoides (cortisol)	Corteza adrenal	General	Aumenta el nivel de glucosa en la sangre, adapta para largos periodos de estrés
DHEA (dehidroepiandrosterona)	Corteza adrenal		Estimula el apetito sexual, induce el trabajo de parto
Epinefrina (adrenalina)	Médula adrenal	Músculos, hígado	Estimula la liberación de glucosa, ayuda a enfrentar el estrés en el corto plazo

Hormona	Origen	Objetivo	Efectos fisiológicos
Norepinefrina	Médula adrenal	Vasos sanguíneos	Constriñe los vasos sanguíneos, incrementa el ritmo cardíaco
Melatonina	Glándula pineal	Gónadas, células productoras de pigmento o melanocitos, otras células	Controla el biorritmo e influencia la reproducción
Glucagón	Células alfa del páncreas	Hígado, tejido adiposo	Aumenta la concentración de glucosa en la sangre, estimula la gluconeogénesis
Insulina	Células beta del páncreas	General	Disminuye la concentración de glucosa en la sangre, estimula la síntesis glucógena
Estrógeno estradiol, estrona, estriol	Ovarios	General, útero	Desarrollar/ mantener las características femeninas
Progesterona	Ovarios	Útero, mamas	Estimula el desarrollo de tejido uterino
Relaxina	Ovarios y placenta	Ligamentos pélvicos	Relaja los ligamentos pélvicos
Gonadotropina coriónica (GCH)	Placenta	Pituitaria anterior	Estimula la liberación de hormonas folículo- estimulante y luteinizante
Testosterona	Testículos	General y estructuras reproductivas	Desarrolla y mantiene las características sexuales masculinas, promueve la espermatogénesis
Inhibina	Testículos	Lóbulo pituitario anterior	Inhibe la liberación de hormona folículo estimulante
Secretina	Mucosa duodenal	Páncreas	Estimula la secreción de jugo pancreático
Colecistoquinina	Mucosa duodenal	Vesícula biliar	Estimula la liberación bilis de la vesícula biliar

El mago de las hormonas: El hipotálamo

A pesar de que todas estas hormonas son controladas por el cerebro y originadas en diferentes partes del cuerpo, el supervisor directo es el llamado hipotálamo. El hipotálamo es del tamaño de una chincheta y se localiza en el medio del cerebro. Es el encargado de controlar el equilibrio de hormonas de nuestro cuerpo. Los médicos no saben aún a ciencia cierta de qué manera el hipotálamo se convirtió en el maestro de las hormonas, pero saben que sin él, simplemente no existiríamos.

El hipotálamo es especialmente importante en el tema que nos concierne, ya que esta glándula endocrina secreta las hormonas que finalmente controlan la producción de las hormonas sexuales y todas las glándulas endocrinas sexuales –ovarios, testículos y glándulas adrenales–. La única hormona producida por la glándula del hipotálamo (GnRH) vigila la producción de todas las demás hormonas sexuales.

El hipotálamo está conectado a la glándula pituitaria. Al contrario que el hipotálamo, la glándula pituitaria produce muchas hormonas diferentes. Todas las hormonas sexuales son producidas por la glándula pituitaria –estrógeno, progesterona, testosterona y prolactina–. La pituitaria también secreta las hormonas folículo-estimulante y luteinizante. Estas dos hormonas, a su vez, estimulan la producción de estrógeno y progesterona, y también equilibran sus niveles en el cuerpo. Cuando hablemos acerca de la menopausia, entenderemos por qué el equilibrio hormonal es extremadamente importante.

¿Parece muy complicado? De hecho, lo es. No obstante, a medida que lea podrá entender mejor, y comprenderá por qué conocer el funcionamiento de las hormonas se ha convertido en uno de los mayores retos de la medicina moderna.

Estrógeno, progesterona y testosterona: los jugadores estrella

Estas tres hormonas sexuales se encuentran tanto en hombres como en mujeres. Si, en ambos, por extraño que parezca. Estrógeno, progesterona y testosterona son hormonas interdependientes, y cuando las tenemos en un equilibrio adecuado vivimos bien y nos sentimos llenos de vida. Echemos un vistazo a lo que cada una de estas hormonas hace en nuestro organismo, más específicamente en el organismo de la mujer.

Estrógeno

El estrógeno es lo que hace a una mujer, *mujer*. Marilyn Monroe, por ejemplo, era estrógeno viviente. Los pechos, las caderas y las curvas se deben al estrógeno. Ésta es la hormona sexual predominante en el organismo femenino, mientras que la testosterona es la hormona sexual dominante en el organismo masculino.

Sin embargo, no todas las mujeres tienen la misma cantidad de estrógeno. Esto es lo que hace al cuerpo humano tan interesante y exasperantemente difícil de entender para científicos y médicos. Por ejemplo, las mujeres curvilíneas generalmente tienen, y necesitan, mayores niveles de estrógeno que las modelos de las pasarelas de Milán y París.

Mírese al espejo. ¿Su cuerpo tiene forma de lápiz? ¿De reloj de arena? ¿O tiene una figura más bien atlética? El balance de hormonas de nuestro organismo determina nuestra constitución física. Simplemente con mirarse al espejo puede comenzar a aprender acerca de las hormonas y de cómo se concentran en su propio cuerpo. Yo, por ejemplo, tengo niveles bajos de estrógeno. Tengo el pecho plano, no tengo caderas y soy bastante delgada. Pero, al igual que usted, ¡también necesito mantener determinado nivel de estrógeno para funcionar y vivir bien! Mis niveles, no obstante, podrían ser más bajo (o altos) que los que usted misma necesita.

El estrógeno te hace sentir sensual. Le da brillo a la piel, hidratación a los ojos, turgencia a los pechos, y claridad a la mente. Mantiene la vagina lubricada. Levanta y estabiliza tu estado de ánimo. Influencia tu cerebro y tus huesos, y te protege contra enfermedades cardiovasculares. (Reiss p.27).

Nuestros ovarios, el folículo que rodea al óvulo, las glándulas adrenales y nuestras células adiposas producen el estrógeno de nuestro organismo. El estrógeno no es una sola hormona, sino una familia de ellas. Al estrógeno lo conforman estrona (E1), estradiol (E2) y estriol (E3). Estrona y estradiol se consideran estrógenos "agresivos", mientras que el estriol es el menos activo de los tres. No obstante de trabajar "como un equipo", los tres estrógenos tienen diferentes efectos en el cuerpo.

- **Estradiol (E2)**: es el estrógeno más agresivo fabricado por nuestro organismo. Es producido por los ovarios, adrenales y células adiposas (sobre todo cuando nos hacemos mayores). El estradiol promueve la división celular y, por lo tanto, estimula el crecimiento de las células. Esto puede estimular el crecimiento de tejido en los pechos o en el útero, y por lo tanto incrementar el riesgo de cáncer de ovarios, de mamas o de endometrio. El estradiol se puede convertir en estrona y viceversa. Resulta interesante el hecho de que casi cada una de nuestras células tiene receptores de estradiol; es debido a esto que el estradiol afecta directamente cada función de cada uno de nuestros órganos.

- **Estrona (E1)**: A pesar de no ser tan agresiva como el estradiol, la estrona también promueve la división celular. Este tipo de estrógeno se crea en las células adiposas; es por ello que se encuentra principalmente en mujeres en su post-menopausia, ya que ellas obtienen de su grasa corporal el estrógeno que necesitan.

- **Estriol (E3):** Es el "chico bueno" de los estrógenos. Es el más benigno de los tres, pero es mil veces más débil que el estradiol. Durante el embarazo, la placenta produce grandes cantidades de estriol, al tiempo que el estradiol y la estrona se convierten a su vez en estriol; es por ello que el estriol es el tipo de estrógeno más común y abundante en el organismo de una mujer embarazada. A diferencia del estradiol, el estriol no afecta a la mayoría de los órganos.

El Doctor Uzzi Reiss, médico gineco-obstetra, afirma que el estrógeno impacta más de trescientos sistemas del organismo. (Reiss p. 27). Algo así difícilmente puede ser ignorado... ¡a pesar de que eso fue precisamente lo que pasó durante el siglo pasado!

El estrógeno es todo lo que hace a una mujer. Desde su ciclo menstrual hasta sus pechos, el estrógeno es el responsable de ser *mujer*. En su libro "La Solución Hormonal" (*The Hormone Solution*) la Doctora Erika Schwartz enlista los efectos positivos que el estrógeno y los productos de estrógeno tienen en nuestros cuerpos. (Schwartz p. 14).

- El estrógeno hace crecer el tejido uterino.
- El estrógeno prepara al útero para el embarazo.
- El estrógeno ayuda a crecer al tejido mamario y lo prepara para la producción de leche.
- El estrógeno ayuda al óvulo a madurar dentro del ovario, y lo prepara para la ovulación.
- El estrógeno hace posible el crecimiento del folículo donde madura el huevo.
- El estrógeno ayuda al feto a crecer en el útero.
- El estrógeno mantiene vagina, vulva y cérvix lubricados.
- El estrógeno estimula el crecimiento del vello púbico, de las axilas y del cuerpo.

- El estrógeno estimula la pigmentación de los pezones.
- El estrógeno protege el proceso de reabsorción de los huesos llevada a cabo por los osteoclastos.
- El estrógeno relaja los vasos sanguíneos para prevenir hipertensión.
- El estrógeno estimula la producción de lipoproteína lipasa, una enzima que rompe la estructura de la grasa corporal, lo que ayuda a reducir el colesterol. Es decir, da como consecuencia un equilibrio saludable de colesterol HDL y colesterol LDL.
- El estrógeno reduce los niveles de insulina.
- El estrógeno estimula la grasa corporal de una mujer embarazada a que ayude al feto a crecer.
- El estrógeno ayuda a proteger contra problemas cardiovasculares al relajar los vasos sanguíneos en circulación.

Muchas de ustedes quizá haya leído acerca de lo "malo" que es el estrógeno para las mujeres, como causante de cáncer de mama, de ovarios y más. Es importante tener presente que cuando hablamos de los efectos positivos de las hormonas, estamos hablando de estas hormonas interactuando en armonía y equilibrio con otras hormonas del cuerpo, como debe ser. Esto quiere decir que una sobrecarga de *cualquier* hormona tendrá efectos negativos en el organismo.

En las siguientes páginas de este libro, al referirme a estrógeno me referiré al conjunto de los tres tipos de estrógeno de los que he hablado. Cuando comencemos a tratar el tema de terapia de sustitución hormonal natural en el capítulo seis, hablaremos individualmente de las hormonas que conforman el estrógeno.

Progesterona

La progesterona es la hormona que *quiere* que quedemos embarazadas y que permanezcamos embarazadas (aunque suene como a nuestros suegros, a nuestros padres y a esos molestos vecinos de enfrente). La progesterona también afecta nuestro sistema nervioso, cerebro y huesos (Conrad p 74).

Uno de los principales papeles de la progesterona es su relación ying-yang con el estrógeno. La progesterona equilibra el estrógeno. Esta es una de sus principales funciones, y un tema en el que insistiremos una y otra vez en este libro.

El cuerpo lúteo, la placenta, las glándulas adrenales y los testículos producen progesterona. La progesterona es maleable; es precursora o madre del estrógeno, la testosterona, de las hormonas androgénicas y de otras hormonas adrenales. ¿Qué es lo que hace una hormona precursora?

Cuando nuestro cuerpo siente que tiene suficiente progesterona, puede convertir ésta en cualquier tipo de hormonas que necesite (estrógeno, testosterona y todas las hormonas androgénicas y adrenales). Cuando bajan nuestros niveles de progesterona, se pone en riesgo la capacidad de nuestro cuerpo de convertir progesterona en las hormonas que necesitamos. Esta es una razón más de la enorme importancia de la progesterona para el correcto funcionamiento de nuestro cuerpo.

Los beneficios que la progesterona brinda a nuestro organismo son (Schwartz p. 15, Conrad p. 76):

- La progesterona prepara al endometrio a recibir el huevo fertilizado.
- La progesterona ayuda a garantizar la supervivencia del feto
- La progesterona elimina la retención de líquidos y el aumento de peso (cuando se equilibra con el estrógeno).
- La progesterona es un calmante y antidepresivo natural.
- La progesterona puede protegernos contra el cáncer de mama y prevenir el crecimiento excesivo del endometrio al equilibrarse con el estrógeno.
- La progesterona ayuda al cuerpo a aprovechar y eliminar las grasas.

- La progesterona promueve la formación de huesos.
- La progesterona ayuda a mantener el apetito sexual de la mujer.
- La progesterona ayuda a conciliar el sueño.
- La progesterona mantiene el control de la liberación de insulina y mantiene los niveles de azúcar en la sangre.
- La progesterona puede estimular el crecimiento del cabello.
- La progesterona puede construir las defensas naturales de nuestro cuerpo.

Las mujeres comienzan a producir progesterona cuando ovulan por primera vez (alrededor de los 12 y 14 años), y sus niveles disminuyen significativamente al cumplir los 35 años. Esta es una de las razones por las cuales es más difícil quedar embarazada después de esta edad, ya que la progesterona es la hormona que "quiere" que nos quedemos embarazadas. Cuando la mujer comienza a alcanzar la edad de la menopausia, sus niveles de progesterona caen significativamente, por lo que *todas las mujeres en su menopausia tienen carencia de progesterona.*

Debido a que la progesterona afecta tal cantidad de partes de nuestro cuerpo, una deficiencia en nuestro nivel de progesterona no sólo afectara nuestra salud física, sino también nuestra salud emocional y bienestar general.

Testosterona

La testosterona es la última del "trío poderoso" de las hormonas sexuales del cuerpo femenino. Sí, del cuerpo femenino. Pero debido a que la testosterona es la hormona dominante en el cuerpo masculino –como el estrógeno lo es en el femenino- muchas mujeres no son conscientes de que la testosterona juega un papel vital en el funcionamiento de su cuerpo y en su bienestar

La testosterona se produce en las adrenales, cuerpo lúteo y ovarios. Al igual que los estrógenos, la testosterona forma parte de un grupo de hormonas llamadas androgénicas. En el grupo de los androgénicas tenemos testosterona, androstenediol, dehidrotestosterona, androstendiol, androstenediona, y dehidroepiandrosterona (DHEA).

A pesar de que está asociada con las características masculinas, y que su principal función es la estimulación de aquellas, la testosterona es también extremadamente importante para las mujeres. De hecho, el papel que juega la testosterona en el cuerpo femenino ha sido enormemente subvaluado hasta hace poco. Los estudios muestran que los niveles de testosterona en la mujer son más altos durante el día y alrededor de la fecha de ovulación. La comunidad médica está percatándose de lo vital que es la testosterona para la salud y bienestar femeninos

Los beneficios y funciones de la testosterona para el cuerpo femenino son (Schwartz p. 17, Reiss p. 166):

- La testosterona ayuda a estimular los músculos.
- La testosterona promueve la resistencia física.
- La testosterona mejora el apetito sexual y la capacidad orgásmica, y realza las emociones sexuales femeninas.
- La testosterona ayuda a mejorar el equilibrio y la coordinación
- La testosterona hace los huesos más fuertes y mejora su densidad.
- La testosterona le da al cuerpo la sensación de estabilidad y bienestar general.
- La testosterona reduce la grasa corporal y mantienen el cuerpo delgado.
- La testosterona incrementa los niveles de ácido nítrico, que a su vez mantiene los vasos sanguíneos dilatados.

La testosterona fue considerada anteriormente como la "hormona masculina". Pero las investigaciones y descubrimientos científicos muestran que la testosterona es vital para el equilibrio hormonal tanto de hombres como de mujeres.

Tal como sucede con el estrógeno y la progesterona, los niveles de testosterona en hombres y mujeres decrecen con la edad. A pesar de que la comunidad médica entiende ahora la manera en que estrógeno y progesterona trabajan juntas, aún no pueden entender del todo qué pieza del puzzle constituye la testosterona. Estoy segura que con el tiempo las investigaciones irán abriendo más puertas para entender más detalladamente a las hormonas, sus conexiones y su importancia en el cuerpo humano.

Melatonina, DHEA, hormona del crecimiento humano (HGH), pregnenolona

Cuando hablamos sobre menopausia, no sólo hablamos de la pérdida de los anteriormente mencionados "jugadores estrella". La melatonina, el DHEA, la hormona del crecimiento humano (HGH o somatotropina) y la pregnenolona, son hormonas fundamentales para que la mujer mantenga su sentido de vitalidad y juventud.

Una de las mayores quejas de las mujeres en menopausia es que se sienten sin energía, bajas de ánimo y sin el vigor juvenil del que gozaron una vez. Las hormonas, por supuesto, son las responsables de estos síntomas y por ello estas cuatro hormonas no deben ser ignoradas.

Melatonina

La melatonina se produce en la glándula pineal del cerebro. Últimamente se ha escuchado acerca de ella y de sus propiedades "anti-edad". ¿Qué es lo que realmente hace en el organismo?

La melatonina sigue los ritmos circadianos del cuerpo. ¿Sabía que, si mantuviésemos un grupo de adultos en un ambiente sin cambios y donde no pudieran ver el sol, sus cuerpos comenzarían a trabajar con un reloj biológico de 25 horas?

Básicamente, nuestro reloj biológico va retrasado una hora. Los seres humanos funcionamos con un reloj de 25 horas –no de 24–. La razón por la que nos ajustaríamos automáticamente a este peculiar reloj de 25 horas es que en situaciones normales percibimos señales que nos dicen qué hora es: la puesta del sol, los horarios de las comidas, la hora de ir a trabajar, etc.

Nuestros cuerpos responden constantemente a estas señales y se mantienen en un ritmo de 24 horas cuando en realidad necesitan 25. Este reloj de 25 horas se llama ritmo circadiano. Este ciclo nos indica cuándo ir a dormir, cuándo despertarnos, cuando comer, etc.

¿Por qué es esto importante para la melatonina? La melatonina sigue nuestros ritmos circadianos. La melatonina alcanza su nivel más alto a la media noche. En las personas jóvenes y saludables, la glándula pineal secreta 2.5 mg de melatonina cada 24 horas. Mientras dormimos (o mientras deberíamos dormir) la melatonina repara y rejuvenece las células de nuestro cuerpo.

Como sucede con todas las hormonas, con la edad la secreción de melatonina decrece. La glándula pineal reduce su producción a medida que nos hacemos viejos, y en lugar de rejuvenecer y reparar sus células, nuestro cuerpo comienza a envejecer físicamente y a degenerarse (aquí comienzan a aparecer las arrugas).

Ya que nuestras hormonas están intrincadas en una red de funciones, no podemos decir que reemplazando la melatonina faltante haremos reversible el proceso de envejecimiento. Pero sí sabemos que ésta es una pieza del rompecabezas.

La melatonina nos brinda múltiples beneficios (Reiss p. 207, Schwartz p. 81):

- La melatonina ayuda a conciliar el sueño. (En los últimos años de la década de 1990 habían oleadas de visitas a la farmacia para comprar melatonina como somnífero. Pero los estudios han probado que la melatonina "sintética"

realmente no ayuda a dormir. Ésta es una de sus principales funciones, pero eso no significa que ayude a remediar problemas de falta de sueño).
- La melatonina puede ser uno de los más poderosos antioxidantes. Los antioxidantes son defensas contra químicos tóxicos y sustancias introducidas en el cuerpo.

Se ha descubierto que la melatonina ayuda a los pacientes de quimioterapia mediante estas propiedades:

- La melatonina ayuda a disminuir la ansiedad.
- La melatonina protege los huesos.
- La melatonina estimula la producción de T3 (la hormona más importante de la tiroides).
- La melatonina protege el ADN.
- La melatonina reduce la coagulación de la sangre.

A pesar de que sabemos que la melatonina juega un papel vital en mantener nuestra juventud y salud general, esta hormona es sólo uno de los varios jugadores principales encargados de mantener nuestras hormonas en equilibrio.

DHEA

El DHEA es un esteroide que se produce en las glándulas adrenales. Es el padre o precursor de la testosterona, de la estrona y del estradiol (al igual que la progesterona es precursora de los androgénicas, estrógenos, testosterona y adrenales).

El DHEA es vital para construir y reparar las proteínas de nuestro organismo. Tal como en el caso de la melatonina, fue hasta hace pocos años que los estudios revelaron la importancia del DHEA para nuestra salud general. (Reiss p. 196-199).

- El DHEA nos ayuda a enfrentarnos al estrés.

- El DHEA estimula la energía y la resistencia física.
- El DHEA reduce la ansiedad y la depresión.
- El DHEA ayuda a fortalecer el sistema inmunológico.
- Algunos estudios muestran que el DHEA podría ayudar a revertir la tendencia a la diabetes.
- El DHEA puede ayudar a combatir la osteoporosis.
- El DHEA podría ayudar a resolver problemas de infertilidad.
- El DHEA podría ayudar a pacientes con enfermedades mentales y problemas psicológicos.
- El DHEA puede mejorar la sequedad de la piel.

A pesar de que poco se conoce acerca del DHEA, se sabe participa en innumerables reacciones químicas corporales. El DHEA es también la hormona más abundante en nuestra sangre, así que, de nuevo, cuando nuestros niveles de hormonas disminuyen con la edad, el nivel de DHEA también disminuye, y sufrimos.

HGH (Hormona del crecimiento humano o somatotropina)

Ya no puede culpar más a sus padres por ser demasiado alta o muy bajita, ni por tener la nariz grande o los hombros estrechos: la hormona del crecimiento es la responsable de todas estas decisiones de su cuerpo. ¡El rival más grande de esta hormona es, a la fecha, la cirugía plástica!

La HGH se produce en la glándula pituitaria y afecta prácticamente a cada célula y órgano de nuestro cuerpo. También trabaja para facilitar la penetración de otras hormonas en las células. Básicamente la HGH tiene funciones en todo el cuerpo. Es omnipresente.

La HGH alcanza su cúspide a nuestros veintitantos años y, a partir de ahí, comienza a declinar. Podemos correlacionar cualquier efecto visible de envejecimiento con la disminución de HGH, no sólo en nuestra apariencia física, sino también en nuestro bienestar mental y psicológico. La HGH es la hormona que nos hace *crecer* como personas, la que nos hace tomar la iniciativa de correr riesgos, ser creativos, probar nuevas cosas, compartir ideas y tener entusiasmo.

Piense en las cosas que hizo en la adolescencia o cuando tenía veinte años, y que le hacen pensar ahora "¡no puedo creer que fui capaz de hacer eso! ¡Nunca volvería a hacer algo así!". Pues ahí tiene a su HGH (no obstante, el sentido común y la sabiduría también ayudan).

Si es que hay una hormona que podríamos llamar "fuente de la juventud", es la HGH. En ocasiones la gente tiene la creencia de que la HGH es sólo responsable del crecimiento físico (como el "estirón" de nuestro hijo adolescente). De hecho, la HGH es la responsable de *todo* crecimiento –tanto físico como mental– de nuestro cuerpo, ¡y se vuelve de capital importancia a medida que envejecemos!

En nuestro organismo la HGH es responsable de una serie de procesos (Reiss p. 181, Hertoghe p. 61):

- La HGH mejora el tono muscular.
- La HGH mantiene la elasticidad de la piel (¡adiós arrugas!)
- La HGH mejora la densidad de los huesos, reduciendo los riesgos de osteoporosis.
- La HGH protege el hígado, el corazón, los riñones y el sistema digestivo.
- La HGH estimula las funciones inmunológicas.
- La HGH ayuda a prevenir la obesidad.
- La HGH nos hace sentir con energía, vitalidad, creatividad y optimismo.
- La HGH puede reducir la irritabilidad y mejora nuestra claridad mental.

Así, la HGH tiene un vínculo directo con un cuerpo sano –física y mentalmente–. Debido a que esta hormona disminuye con la edad, todos sufrimos los efectos de la disminución de los niveles del HGH.

Pregnenolona

Producida por las glándulas adrenales, la pregnenolona es, literalmente, la madre de todas hormonas esteroides sexuales. Es la hormona más abundante en el cerebro, y es producida en todas las células del cuerpo a excepción de los glóbulos rojos.

A pesar de que la pregnenolona es crucial para nuestra existencia, la investigación ha sido escasa, y las terapias de reemplazo hormonal natural a menudo no incluyen pregnenolona. Los médicos no saben a ciencia cierta de qué manera el reemplazo de esta hormona ayuda al organismo; sin embargo, las mujeres que la han usado han tenido resultados y reacciones positivas.

Lo anterior parece lógico si se la considera precursora de tantas hormonas y de tantas funciones hormonales. Algunos doctores consideran a la pregnenolona como la "hormona de la memoria", porque ayuda a clarificar el pensamiento.

Un déficit de pregnenolona en el organismo afectará todos nuestros sistemas de una forma u otra.

La pregnenolona beneficia a nuestro cuerpo de muchas maneras (Reiss p. 211-12, Hergothe p. 64):

- La pregnenolona promueve la concentración y previene la pérdida de memoria (recordemos que es la hormona más abundante en el cerebro).
- La pregnenolona estimula la habilidad de aprendizaje y la inteligencia.
- La pregnenolona ha sido usada en estudios para aliviar la artritis y la artritis reumatoide.
- La pregnenolona ayuda a proteger las articulaciones.
- La pregnenolona ayuda a combatir la fatiga y la depresión.

- La pregnenolona ha sido usada como tratamiento anti-estrés.
- Algunos pacientes que han toman pregnenolona han dicho que ven los colores más intensos (no, no creo que Van Gogh tomara pregnenolona).

La pregnenolona es precursora de muchas hormonas, y muchas veces las deficiencias de otras hormonas se deben a un déficit de pregnenolona. Es esto lo que la hace una hormona tan importante. Hasta este punto, la investigación ha descubierto relativamente poco al respecto, pero creo que en el futuro los estudios nos ayudarán a entender mejor el significado de esta hormona en nuestro organismo, y las maneras en que podemos trabajar para reaprovisionarnos cuando haga falta.

Endocrinología: ¿Quién desearía estudiar esto?

Hasta ahora hemos hecho un repaso bastante rápido sobre el tema de las hormonas; pero imagine dedicar su vida a estas misteriosas criaturas. ¡Sería como trabajar en los Expedientes Secretos X sin ganar el premio Emmy! Las hormonas están ahí (como esos aliens), pero no podemos poner nuestras manos sobre ellas.

¿Quién desearía estudiar esto? Afortunadamente, algunas personas lo hacen. La Endocrinología es el estudio de las hormonas, pero debido a la naturaleza intangible de éstas, es una especialización médica que no goza de gran popularidad.

Otro reto que hace el estudio de las hormonas tan complejo, es el hecho de que la composición de cada individuo es diferente. Cierto nivel de estrógeno en mi cuerpo podría ser perfectamente normal para mí, pero bajo para las necesidades de otra mujer. A pesar de que hay ciertos parámetros que los médicos pueden seguir, la certidumbre es virtualmente inexistente.

Además, la mayoría de los endocrinólogos se han concentrado en enfermedades debidas a desequilibrios hormonales –diabetes (páncreas), acromegalia (pituitaria), o hipo e hipertiroidismo (tiroides)–. Cualquiera que sufra estos desequilibrios necesita asistencia médica inmediata; sin equilibrar estas hormonas, el paciente moriría.

A la fecha, no son muchos los endocrinólogos que han enfocado sus estudios en el desequilibrio hormonal. Aún menos son quienes se han dedicado a estudiar la menopausia y el envejecimiento.

Lo anterior es entendible desde un punto de vista médico y social. Los desequilibrios hormonales sexuales no están asociados con situaciones de "vida o muerte" (la menopausia, por ejemplo). Debido a esto, muchas mujeres han sufrido en silencio y continúan haciéndolo hoy en día. ¿Cuántas veces ha escuchado que el desequilibrio hormonal "es parte de ser mujer"?

Tomando en cuenta que, ante los ojos de la medicina, el síndrome premenstrual (SPM) no fue considerado un problema médico válido sino hasta 1970, no resulta sorprendente que la menopausia y el desequilibrio sexual hormonal hayan sido dejados de lado durante años. Piénselo de esta forma: el ser humano pisó la luna antes de ser capaz de reconocer el desequilibrio hormonal como un problema del que mucha gente sufre (y no sólo las mujeres).

Ahora, hay más esperanza con el surgimiento de una especialidad médica emergente que trata específicamente el tema del desequilibrio hormonal. Quizá la vanidad finalmente nos ha llevado a algo positivo, pues la gente paga para ser más joven, ¡y la juventud está directamente relacionada con las hormonas! Los expertos en bienestar y los especialistas anti-edad están comenzando a llenar el hueco al cumplir las demandas de una población creciente, y ya no tan joven, que quiere vivir el resto de sus vidas bien y feliz.

Por su parte, algunos ginecólogos e internistas están también comenzando a enfocar sus estudios en el desequilibrio hormonal. Habrá esperanza mientras la comunidad médica continúe, lenta pero segura, adentrándose más y más. Sólo tenemos que llevar la delantera.

Nuestro cuerpo. El laboratorio químico humano

Nuestros cuerpos están viviendo y respirando experimentos químicos. La forma en que las hormonas funcionan y trabajan en ellos es sofisticada y difícil de comprender, y sólo hemos tocado siete de las hormonas del cuerpo. Imagine cuán importante es el equilibrio de estas hormonas, trabajando en armonía en nuestro organismo.

Espero que, a medida que pase las páginas de este libro, se de cuenta de que

1. No está sola.
2. Lo que le sucede a su cuerpo durante ciertos periodos de su vida, es natural.
3. *No le tiene que gustar lo que le sucede a su cuerpo, ¡y puede hacer algo para ayudar a remediarlo!* (No acepte más un "esto es lo que hay" por respuesta)
4. ¡Hay una manera de recuperar su vida de nuevo!

En el próximo capítulo explicaré qué sucede con nuestro cuerpo durante los períodos de mayor cambio hormonal que todos experimentamos en nuestras vidas. Es importante ser conscientes de que lo que sucede en nuestro cuerpo es natural. Lo que es más importante, sin embargo, es saber que podemos hacer algo. Mi objetivo es informarle y ofrecerle opciones –opciones que trabajen para su cuerpo, opciones seguras y naturales–. Elegir es tener el poder. Quiero que cada mujer que lea este libro, sienta que tiene el poder y el derecho de sentirse bien y de vivir la segunda mitad de su vida llena de exuberancia y ánimo.

Puntos clave de este capítulo

- Las hormonas son la clave de la vida.
- Las hormonas son producidas y secretadas en nuestras glándulas endocrinas.
- Dos de las más importantes glándulas endocrinas para las hormonas sexuales son el hipotálamo y la pituitaria (ambas se localizan en el centro del cerebro).
- Las tres principales hormonas sexuales en el cuerpo de la mujer son estrógeno, progesterona y testosterona.
- El estrógeno es un grupo de hormonas conformado por estriol, estradiol y estrona.
- Estrona y estradiol son formas agresivas de estrógeno, mientras que el estriol es más benigno.
- El estrógeno puede ser considerado la hormona "femenina", es lo que hace mujer a una mujer.
- La progesterona es producida en el cuerpo por los ovarios y la placenta cuando la mujer está embarazada.
- La testosterona es la hormona "masculina". Hombres y mujeres tienen los tres tipos de hormonas en sus organismos.
- Otras hormonas importantes, directamente implicadas con nuestra sexualidad son melatonina, DHEA, HGH y pregnenolona.
- La hormona del crecimiento (HGH) es la hormona "fuente de juventud".
- Todas las hormonas en el cuerpo están interrelacionadas y ligadas. No se puede afectar una hormona sin afectar otras partes del cuerpo.
- La Endocrinología es el estudio de las hormonas. Un endocrinólogo es un especialista en hormonas.

Capítulo 3

Desequilibrio hormonal, un extraño en tu cuerpo

Los desequilibrios hormonales siempre han afectado a las mujeres. Sin embargo, algunas apenas notan los cambios en su organismo, mientras que otras viven afectadas por horribles síntomas, problemas de salud y alteraciones emocionales. Por si fuera poco, a menudo reímos y bromeamos acerca de las mujeres que pierden los estribos.

¿Por qué resulta tan difícil hacer frente a los desequilibrios hormonales? Echemos un vistazo a dos casos extremos. Éste es el tipo de historias que no se escuchan a menudo. Las mujeres que leerá a continuación sufren tratando de enfrentarse a sus desequilibrios hormonales. Estas mujeres necesitan ser escuchadas.

> **Lisa:** *Mis problemas hormonales me causan dolores de cabeza (migrañas), cambios repentinos de humor, cambios en mi apetito sexual, problemas de peso y retención de líquidos. Además, después de tener a mi hija, mis hormonas sufrieron tal desequilibrio que, según los médicos, causaron la apoplejía vascular que tuve tres semanas después de su nacimiento, los problemas de sinusitis*

(que fueron corregidos con cirugía), y mi problema inmunológico que se llama artritis reumatoide. No hay una prueba contundente de que las hormonas fueron las causantes de todos estos problemas, pero he escuchado en boca de tres médicos diferentes la misma teoría, de que los problemas hormonales pueden ser los causantes de mis demás problemas de salud.

Sarah: *Cuando tenía unos dieciocho años comencé a tener muchos problemas de salud que nunca antes había tenido. Comencé a ganar peso sin razón, me creció vello en el rostro y mi ciclo menstrual se volvió irregular. Esto sucedió justo antes de ir a la universidad, y durante todos mis estudios batallé con mi peso. Cuando me gradué, tenía veinte kilos de sobrepeso, pero los eliminé siguiendo una dieta muy estricta. En ese entonces aún era soltera y me podía concentrar en mí misma.*
Poco tiempo después me enamoré y me casé. Seis meses después de mi matrimonio volví a tener los mismos problemas que cuando tenía dieciocho, pero esta vez fue peor. Fui al médico y me diagnosticó síndrome de ovarios poliquísticos. Los médicos que ahora estudian mi caso, piensan que está relacionado con resistencia a la insulina. Esto puede ser tratado con medicamentos que reduzcan la insulina, pero no he sido capaz de tolerar ninguno. Durante mi primer embarazo (que fue inducido con Clomid) [citrato de clomifeno] sufrí de diabetes gestacional, y tuve que llevar una dieta muy estricta para diabéticos. Me sentí mejor de lo que me había sentido en toda mi vida. Después de tener a mi bebé continué sintiéndome bien, especialmente cuando lo estaba amamantando. Me embaracé "accidentalmente" por segunda ocasión porque pensé que no era posible. No tuve diabetes gestacional con el segundo bebé, pero después de tenerla gané 50 kilos. Me culpaba a mi misma, me odiaba y era una persona muy desgraciada. Mi médico sabía que yo tenía un desequilibrio hormonal, pero no me dio esperanzas. Probé tomar Avandia [rosiglitazona] cuando me lo recetó un médico endocrinólogo, quien diagnosticó que yo era, de hecho, resistente a la insulina.

Ese medicamento me hizo ganar peso. Entonces mi ginecólogo me recetó Metformin pero me hacía sentir muy mal e incapaz de moverme pues me quitaba toda la energía. Me rendí y simplemente me resigné a ser una gorda perezosa el resto de mi vida. Toma en cuenta que yo pesaba 55 kilos cuando me casé, y después llegué a pesar hasta 137. Mi marido murió inesperadamente. El mundo se me vino encima y dejé de comer. Perdí 25 kilos inmediatamente, y decidí seguir perdiendo peso. Me anoté en un gimnasio y perdí otros 12. Ahora peso alrededor de 100 kilos, pero no he podido bajar más. Mi ginecólogo dice que podría bajar si dejara el medicamento para la insulina, pero tengo que ir a trabajar y cuidar a mis hijos, no puedo pasarme el día del sofá al lavabo. Me quité el vello facial con láser, pero el sobrepeso sigue ahí. Tengo el peor síndrome premenstrual, nadie me soporta. He tomado pastillas anticonceptivas, pero hicieron empeorar mis cambios de humor, y no puedo perder peso cuando las tomo. Ni siquiera sé qué son las hormonas, y no estoy dispuesta a probarlas porque al parecer, algo va terriblemente mal cada vez que pongo algo dentro de mi cuerpo. Me apegaré a dietas estrictas y haré ejercicio. Espero perder mi sobrepeso algún día. Mi mayor preocupación es mantenerme lo suficientemente saludable para criar a mis dos hermosos hijos. Ellos son mi razón para respirar.

Como podemos ver en los casos de Lisa y Sarah, tener un buen equilibrio hormonal es clave para gozar de calidad de vida. Estas mujeres han luchado toda su vida por mantener este equilibrio. Sus hormonas han afectado sus vidas física, emocional y económicamente. Sus problemas de salud han afectado las relaciones con sus amigos y familiares, y principalmente, la relación con ellas mismas. Ellas batallan para llegar al final de cada día, para funcionar y sentirse bien. Sus familias e hijos cuentan con ellas, sin embargo, ¡sus cuerpos no funcionan como ellas los necesitan!

Los humanos somos rápidos en juzgar lo que no entendemos. La mayoría de la gente, sin intención de ser maliciosa, se burla de las "menopáusicas", de los desequilibrios hormonales y de los problemas que conllevan. Es fácil hacer una broma cruel o pesada cuando no somos conscientes de que mucha gente a nuestro alrededor realmente sufre día a día.

No obstante, un conocimiento más amplio sobre las hormonas y su funcionamiento haría que personas como Lisa y Sarah pudieran ser mejor comprendidas. Un conocimiento más amplio nos ayudaría también a lidiar con nuestros propios desequilibrios hormonales cuando llegásemos a la perimenopausia y a la menopausia.

Estas mujeres no se reconocen a ellas mismas.

Muchas me han dicho, "no era yo".

Estas mujeres son un extraño en su propio cuerpo.

Nuestras hormonas: Sus razones de ser, y el más común de los desequilibrios hormonales

No hay milagros o garantías cuando hablamos de hormonas y de terapias hormonales sustitutivas, pero ahora hay opciones abiertas para las mujeres que han guardado sus problemas en un cajón durante años. Antes de que hablemos de estas opciones, quiero ilustrar más detalladamente los desequilibrios hormonales típicos que *todas nosotras* experimentaremos tarde o temprano.

Existen incontables tipos de desequilibrios hormonales, pero en esta ocasión me enfocaré en los desequilibrios sexuales, particularmente en la menopausia, y en lo que *sabemos* que ha ayudado a las mujeres a lo largo de los años.

Primero echaremos un vistazo a la razón de ser fundamental de las hormonas. Después exploraremos los más comunes desequilibrios sexuales hormonales y las consecuentes reacciones y experiencias de las mujeres (u hombres) que los sufren.

Perpetuando la raza humana

Aunque los humanos nos pensemos muy avanzados y "tecnológicos", básicamente seguimos siendo animales. Nuestra razón de ser en este mundo (visto desde la naturaleza) es procrear y poblar el planeta. A la naturaleza no le importa si somos directores de la compañía y vestimos un traje chaqueta de Armani, o si vivimos en una comunidad rural y vestimos un mono todo el día. A la naturaleza le interesa nuestra supervivencia como especie.

Y esto ¿qué tiene que ver con las hormonas? Desde el inicio de los tiempos, la esperanza de vida del hombre sobre la tierra era relativamente corta. Debido a los elementos inhóspitos del mundo, enfermedades y otros "asesinos" naturales, el ser humano promedio podía considerarse afortunado si lograba alcanzar los 35 años de edad. ¡Un hombre de 40 años era demasiado viejo!

Lo anterior fue normal durante miles de años. Fue hasta el siglo pasado que se dio un extraordinario giro en las expectativas de vida naturales del cuerpo humano. Antes, nuestro ciclo de vida se daba de manera muy básica: nacíamos, vivíamos, nos embarazábamos, teníamos bebés, les enseñábamos a nuestros hijos las cosas básicas, y moríamos. Era un ciclo bastante simple.

Entonces, desde la perspectiva de la naturaleza, desde el momento en que dejamos de tener capacidad de reproducción dejamos de ser útiles. Ya que antes nuestra vida no era muy larga, la naturaleza se adaptó a éste corto ciclo y por ello, desde entonces nos programó para disminuir el flujo de hormonas a la edad en que era probable que no viviéramos más; ¿qué caso tendría molestarse en seguir usando sus trucos para mantenernos vitales después de los cuarenta, sabiendo que probablemente no llegaríamos a los cuarenta y uno?

Los pasados 100 o 150 años le han cambiado la jugada a la naturaleza, pero ella está aún lejos de ponerse al día. Hemos visto un cambio dramático en nuestra calidad y expectativas de vida (al menos en los países desarrollados). Ahora, cuando una persona muere a los sesenta o setenta, es común que pensemos, "¡pero si era tan joven!.

A pesar de que nuestra perspectiva ha cambiado, la naturaleza no ha tenido tiempo para adaptarse tan rápidamente a estos cambios. La naturaleza sigue pensando que puede apagar nuestra fuente de juventud (las hormonas) porque cree que ya no las necesitaremos.

Tan solo piense que estamos viviendo cincuenta o sesenta años más de los que la naturaleza espera. ¡Son muchos años!, y pueden ser los mejores años de nuestra vida, si trabajamos con nuestros cuerpos y si hacemos que nuestros cuerpos trabajen para nosotros. Sólo necesitamos ayudar un poquito a la naturaleza.

En lo social, el pasado siglo también trajo una oleada de cambios para las mujeres alrededor del mundo. Antes, las mujeres se dedicaban al hogar y a cuidar de los suyos, y los límites de su poder llegaban hasta la puerta de su casa.

Siempre he pensado que las mujeres han sido el soporte de las sociedades. Solo que nuestro rol en el pasado era más discreto. Nos asegurábamos que todo fuera bien para nuestros maridos e hijos. Éramos naturalmente, como las aves, constructoras de nidos.

Ahora las mujeres, además de cuidar del hogar, son líderes, ejecutivas, profesoras de escuela, madres solteras, conductoras de autobús, soldados... Esto también causa estrés externo que se acumula día a día; el estrés afecta de manera importante la manera de actuar de nuestras hormonas, ¡y en nuestros tiempos, las mujeres están mucho más estresadas de lo que la naturaleza había planeado!

Así como las hormonas no han podido adaptarse a nuestra nueva naturaleza, el mundo médico tampoco se ha adaptado a las necesidades de las mujeres modernas.

De hecho, fue tan solo en el siglo pasado cuando las mujeres por primera vez comenzaron a sufrir de menopausia – ¡aquella fuga incesante de hormonas!

Mi abuela dice, "nosotras no teníamos tiempo para preocuparnos de la menopausia, pero cuando yo era joven solía trabajar para una señora quien yo creía que estaba perdiendo la razón".

Mi abuela tiene 86 años. Quizá la menopausia no la afectó significativamente, pero piense en todas las mujeres que sufrieron y fueron tachadas de locas. Eran las débiles y las hipocondríacas de sus tiempos. ¿Quién tenía tiempo para la menopausia cuando había tantas cosechas por levantar y vacas por ordeñar?

Ahora que vivimos mucho más tiempo que nuestras expectativas naturales, las mujeres han comenzado a hacerse oír la voz. Comienzan a hacerse cargo de su propio bienestar, hablan sobre ello, cuestionan sus sistemas de salud y se han vuelto más proactivas. Antes, todas estas cuestiones y dudas tenían que guardarse en el armario, y las mujeres tenían que seguir su vida y obligaciones en silencio.

Hagamos un recuento de los desequilibrios hormonales más comunes que las mujeres (y hombres) suelen enfrentar. Veremos los síntomas de estos desequilibrios y, más tarde, encontraremos la manera de aliviarlos.

Perimenopausia y menopausia

Kitty: Tengo 80 años y aún tengo ráfagas de calor (las llamo "oleadas de poder"). Cuando atravesaba por la menopausia, mi hijo le dijo a su padre en la mesa del restaurante "¡oye papá, mi madre está teniendo otro ataque de calor!"
En la época en que yo me crié, ver al médico y tomar medicinas eran el último recurso. Entonces, nunca tomé hormonas para aliviar la situación, y no me arrepiento. De hecho, me parece que la gente en Norteamérica depende demasiado de los medicamentos. A mi edad, sólo tomo un multivitamínico y un suplemento de calcio. Nunca tomo analgésicos a menos que los prescriba el médico para aliviar un dolor fuerte. Si tengo jaqueca, la asumo y continúo con mi vida. He pasado

por muchas cirugías y enfermedades a mis 80 años de vida, pero mi salud es relativamente buena y espero llegar a los 100 años. De hecho, me someteré a una histerectomía en septiembre. ¿Por qué? Porque tengo quistes en los dos ovarios. (Según mi médico, los ovarios de la mayoría de las mujeres en menopausia se encogen y mueren, pero algunas no somos tan afortunadas). Como los quistes son del tamaño de un melón en cada ovario, necesito la cirugía. Mi médico dijo que comúnmente no practicaría esta cirugía en una mujer de ochenta años, pero ya que tengo tan buen estado de salud, me harán la operación.

Mucha gente cree que la menopausia sucede de la noche a la mañana. Una mujer podría despertar un día y decir "ya no tengo la regla", sonreír, besar a su marido e irse a trabajar como si nada.

No creamos que esto *no puede* suceder. Conozco varias mujeres que han pasado por algo parecido, pero desafortunadamente no es lo más común. Kitty tiene 80 años, hace mucho tiempo que pasó por la menopausia, y aún sufre de algunos síntomas.

La perimenopausia es la etapa previa antes de que el cuerpo alcance el estado real de menopausia. Es el periodo en el que las mujeres comienzan a sentir los efectos de la reducción de hormonas, pero continúan teniendo su ciclo menstrual. La menopausia propiamente dicha, se da cuando la mujer deja de menstruar. La postmenopausia es todo el tiempo que resta después de la menopausia.

Los síntomas de la perimenopausia pueden durar desde unos pocos meses hasta unos ¡diez años! Nadie dijo que los desequilibrios hormonales serían fáciles de llevar, pero la mayoría de las mujeres no esperan *esto*. Usualmente, para cuando llega el día de la menopausia, a la mujer ya no le importa mucho; después de tener todos estos síntomas durante años, ¿qué puede ser tan complicado ahora?

Este cambio hormonal no ocurre de un día a otro. No es que nuestros cuerpos simplemente cierren el grifo de las hormonas cuando cumplimos cincuenta años. De hecho, es después de los veinticinco años cuando la secreción de hormonas comienza a declinar, por lo que los primeros síntomas de deficiencia hormonal se pueden presentar a nuestros treinta.

Las hormonas en nuestra treintena

Algunas de las primeras señales de desequilibrio y deficiencia hormonal que pueden presentarse en nuestra treintena son:

- Aumento de peso
- Retención de líquidos
- Migrañas
- Síndrome premenstrual (como cuando eras adolescente)
- Pérdida de claridad de pensamiento
- Endometriosis (crecimiento excesivo del tejido del endometrio, lo que causa calambres y dolor antes y durante la menstruación)
- Fibroides uterinos (tumores en el útero)
- Senos fibroquísticos
- Crecimiento de útero (la causa principal de calambres y dolor menstrual)
- Ciclos menstruales irregulares

¿Cuántas de nosotras no hemos ganado unos kilos al llegar a los treinta, kilos que parece no somos capaces de eliminar, no importa qué tan sano nos alimentemos? ¿Qué tan a menudo perdemos las llaves? ¿Cómo es posible que no recordemos el nombre de la esposa de nuestro compañero de trabajo en la fiesta de Navidad? Todo esto comienza a suceder lentamente en nuestros treintas.

No obstante, a menudo estos síntomas desaparecen. Además, considerando las prisas de la vida moderna, realmente no se nos cae el mundo por un dolor de cabeza o por un par de kilos de más. El peso puede ser normal, con todas esas cenas que ahora podemos pagar. Los cambios hormonales por los que pasamos a los treinta no nos impiden ser productivas en el trabajo, y la mayoría podemos mantener una alta calidad de vida.

Pero, poco a poco, nuestra producción de progesterona disminuye, el estrés y los xenoestrogenos (químicos que existen en el ambiente y que interfieren con nuestra producción hormonal) también nos afectan. Ya no tenemos la misma constitución física que cuando teníamos veinte. Todos estos factores cambian nuestro nivel de estrógeno/ progesterona. A pesar de que nos vemos jóvenes y permanecemos activas, nuestro cuerpo comienza a bajar el ritmo (hablando de hormonas).

A algunas mujeres que presentan los problemas mencionados les son prescritas píldoras anticonceptivas ó progestinas (progesterona sintética) para ayudarlas a aliviar los cambios en su organismo. Esta es una respuesta sintomática a un problema más profundo. A menudo en lugar de ayudar, las progestinas pueden exacerbar el problema, haciendo que la paciente se sienta aún peor.

La mayoría de las mujeres no presta mucha atención a los pequeños cambios que les suceden. Nuestros treintas son los años de "hacerla en grande", triunfar en nuestras carreras, encontrar un compañero para la vida y tener hijos. ¡En lo último que pensamos es en nuestra merma hormonal!

El gran cambio comienza

¿Por qué puede la perimenopausia ser una experiencia tan horrible? Usualmente, la perimenopausia comienza a los cuarenta (a pesar de que algunas mujeres podrían comenzar desde los treinta, y otras hasta finales de sus años cuarenta o comienzos de sus cincuenta).

Después de los 35 años las hormonas femeninas caen en picada. Y después, a sus cuarenta, van "dando las últimas".

Uno de los mayores problemas que las mujeres enfrentan en la perimenopausia es la negación. Nadie quiere hacerse vieja, y por alguna razón, en nuestra mente tenemos la idea fija de que ser "menopáusicas" es estar "bajando la cuesta".

Algunas veces las personas susurran "menopausia" como si fuera una palabrota. Usted podría escuchar a alguien murmurando algo como "ella está pasando por, bueno... usted sabe" hablando sobre el infortunado estado menopáusico de su vecina.

¡Como si la menopausia fuera opcional! Existen muchísimos chistes y bromas pesadas acerca de la menopausia; la sociedad nos ha ayudado a completar esta ecuación:

Menopausia = mujer vieja, inútil, asexuada, perpetuamente amargada, que lleva camisetas sin mangas durante el invierno.

¡Pero esto no es verdad! Superar nuestros prejuicios sociales sobre la menopausia nos ayudará, no sólo a aceptar los síntomas (no a pasar de ellos como si fueran tan solo "otra noche sin dormir"), sino a realmente enfrentarlos de la mejor manera para poder recuperar nuestras vidas.

Los síntomas de la perimenopausia y menopausia son (recuerde que las mujeres pueden presentar estos síntomas años antes de comenzar la menopausia):

- Oleadas de calor
- Sudores nocturnos
- Irregularidades en la menstruación
- Depresión y mal humor
- Fatiga
- Aumento de peso
- Inflamación del vientre

- Problemas digestivos
- Migrañas
- Pérdida de cabello
- Sequedad cutánea
- Más arrugas (pérdida de elasticidad en la piel)
- Desórdenes de sueño e insomnio
- Pérdida de apetito sexual y de lubricación vaginal
- Acné
- Colesterol alto
- Debilitamiento de los huesos (osteoporosis)
- Dolor de articulaciones
- Enfermedades del corazón
- Cáncer

¡Vaya! ¿Cómo podemos, en diez años, pasar de ser ejemplos de buena salud –con uno que otro paso en falso– a *esto*? Recordemos nuestras tres principales hormonas sexuales: estrógeno, progesterona y testosterona. En la columna izquierda, vemos lo que las hormonas sexuales hacen en nuestros organismos. Ahora, imagine que tenemos una deficiencia. En la columna derecha, vemos los efectos las deficiencias de estas hormonas en nuestro cuerpo.

Funcion hormonal	Síntoma en la perimenopausia/ menopausia (deficiencia hormonal)
El estrógeno previene la destrucción de los huesos desde los osteoclastos.	Pérdida y debilitamiento de los huesos, osteoporosis
El estrógeno relaja los vasos sanguíneos, previniendo la hipertensión.	Enfermedades del corazón
El estrógeno estimula la producción de lipoproteína lipasa, una enzima que rompe la estructura de la grasa corporal, lo que ayuda a reducir el colesterol. Es decir, da como consecuencia un equilibrio saludable de colesterol HDL y colesterol LDL	Colesterol alto y enfermedades del corazón

Desequilibrio hormonal, un extraño en tu cuerpo

Función hormonal	Síntoma en la perimenopausia/ menopausia (deficiencia hormonal)
El estrógeno reduce los niveles de insulina.	Diabetes
El estrógeno ayuda a proteger contra problemas cardiovasculares al relajar los vasos sanguíneos en circulación.	Enfermedades del corazón
La progesterona elimina la retención de líquidos y el aumento de peso (cuando se equilibra con el estrógeno).	Aumento de peso e inflamación
La progesterona es un calmante y antidepresivo natural	Ansiedad, mal humor, depresión
La progesterona puede protegernos contra el cáncer de mama y prevenir el crecimiento excesivo del endometrio al equilibrarse con el estrógeno.	Cáncer
La progesterona ayuda al cuerpo a aprovechar y eliminar las grasas.	Aumento de peso
La progesterona promueve la formación de huesos.	Osteoporosis
La progesterona ayuda a mantener el apetito sexual de la mujer.	Pérdida del apetito sexual
La progesterona ayuda a conciliar el sueño.	Insomnio
La progesterona mantiene el control de la liberación de insulina y mantiene los niveles de azúcar en la sangre	Diabetes
La progesterona puede estimular el crecimiento de cabello.	Pérdida y adelgazamiento del cabello
La progesterona puede construir las defensas naturales de nuestro cuerpo.	Pérdida de sensación de bienestar
La testosterona ayuda a estimular los músculos	Flacidez muscular, aumento de peso
La testosterona promueve la resistencia física.	Energía baja, fatiga
La testosterona mejora el apetito sexual y la capacidad orgásmica, y realza las emociones sexuales femeninas.	Falta de apetito sexual
La testosterona ayuda a mejorar el equilibrio y la coordinación.	Torpeza

Funcion hormonal	Síntoma en la perimenopausia/ menopausia (deficiencia hormonal)
La testosterona hace los huesos más fuertes y mejora su densidad.	Osteoporosis
La testosterona le da al cuerpo la sensación de estabilidad y bienestar general	Ansiedad, mal humor, irritabilidad y desórdenes de sueño
La testosterona reduce la grasa corporal y mantienen el cuerpo delgado.	Aumento de peso
La testosterona incrementa los niveles de ácido nítrico, que a su vez mantiene los vasos sanguíneos dilatados.	Enfermedades del corazón

Cuando comparamos nuestros síntomas con las posibles deficiencias hormonales (y ahora sólo estamos comparando tres hormonas), podemos ver *por qué* nos sentimos como nos sentimos, y *qué* está faltando en nuestro organismo.

Cuando no reponemos nuestras hormonas, nos exponemos a un mundo de problemas físicos y emocionales que incluyen diferentes enfermedades, cáncer, problemas del corazón y osteoporosis. Nuestro sentido de vitalidad, sexualidad y bienestar desaparece. Es por esto que las mujeres que atraviesan la perimenopausia y menopausia se sienten como personas extrañas habitando su propia piel.

Menopausia química y menopausia quirúrgica

La menopausia química se da cuando los ovarios de una mujer dejan de trabajar porque alguna sustancia química los ha dañado. Esto sucede cuando una mujer se ha sometido a tratamientos de quimioterapia para el cáncer, y podría bien ser un problema temporal con un impacto mínimo en sus ovarios, o bien causar un daño permanente. Toda mujer cuyo caso sea este deberá consultar a su especialista para tener un diagnóstico certero.

La menopausia quirúrgica tiene lugar cuando un cirujano retira el útero y los ovarios del cuerpo (o sólo el útero). Esta es una de las cirugías más invasoras a las que una mujer se puede someter. Pero los médicos a menudo la consideran una cirugía de "rutina".

Emily: Tuve que someterme a una histerectomía por útero prolapsado cuando tenía unos cuarenta años. Al estar ahí, decidieron quitarme los ovarios, trompas, etcétera, debido a la endometriosis. Eso estuvo bien. Ahora no tengo que preocuparme por el cáncer de ovarios. Recuerdo que en el hospital tuve unos mega ataques de calor, pero estaba drogada, así que no me daba cuenta de lo que sucedía. Y, por alguna razón, las enfermeras parecían tampoco darse cuenta. Además era alérgica a la funda de la almohada. De todas formas, estuve de baja durante seis semanas durante las vacaciones de Navidad, así que no perdí muchos días. Pero mi hija dice que continué drogada y actuando de manera extraña durante todo ese tiempo. Recuerdo que salía a caminar con mis perros y que a ellos nos les importaba.

Sue: No estoy segura de si mi problema fue por causas genéticas o porque me salió una protuberancia después de una fusión cervical. Poco después de la cirugía fue cuando el problema se manifestó. Siempre fui muy delgada, solía pesar entre 43 y 50 kilos midiendo 1.67 m de altura. Cuando tuve la operación a los 45 años, inmediatamente gané más de veinte kilos y nunca tuve éxito en tratar de perderlos. Soy de naturaleza muy fría y soy feliz con un clima de 27 o 30 grados. Llevo siempre un jersey conmigo para usarlo donde hay aire acondicionado. Llevo mi cabello largo y rizado natural, y después de la cirugía comencé a darme cuenta de que el cabello se me alisaba y lo perdía. Todavía se riza, pero nunca como antes. Las uñas se me debilitan y rompen constantemente, así que ya no puedo lucir uñas largas y bonitas. La piel se me ha secado, pero no estoy segura de si es debido a la tiroides o a la edad. Nunca tengo energía, duermo sin parar, me molesto con facilidad y tengo muchos dolores y molestias. Mi mayor queja es mi peso. No puedo resistir mirarme al espejo y ver reflejada esta mujer de 80 kilos cuando debería ser de sólo 50 ó 55. No me veo a mi misma. Además, siempre solía ser muy activa y con mucha energía, pero ya no. Cuando me da calor, tengo problemas de hinchazón con los pies, tobillos y manos.

Someterse a una histerectomía puede ser cualquier cosa excepto rutina. "Se estima que un 80 por ciento de las histerectomías practicadas son innecesarias" (Conrad p. 50). Pareciera que, en lugar de buscar las mejores opciones para las mujeres, los médicos y cirujanos han optado por el bisturí.

Sin embargo, no podemos culparlos, pues a la fecha se ha hecho muy poca investigación acerca de cómo enfrentarse médica y naturalmente a los problemas femeninos. De hecho, es opción de cada mujer someterse o no a una histerectomía. Antes de hacerlo, aconsejo a las mujeres investigar cada una de las opciones que tenga pues, a pesar de que la cirugía es "rápida y fácil", ¡tendrán que vivir con sus consecuencias por el resto de sus vidas! Esto no es algo que se pueda considerar "rutina".

Si la cirugía implica retirar los ovarios, la paciente entrará inmediatamente en la menopausia pues se quedará sin su principal fuente de estrógeno. Lo que las mujeres experimentan después de la menopausia quirúrgica *no es lo mismo* que lo que viven aquellas con menopausia natural. No podría ser de otra manera. El cuerpo de estas mujeres es desconectado del suministro de hormonas en un solo movimiento, mientras la naturaleza tomaría años en este mismo proceso. Estas mujeres pueden experimentar los síntomas de la perimenopausia y menopausia mucho más intensamente, pues se exponen a un cambio súbito en su equilibrio hormonal.

Por otro lado, si la mujer conserva sus ovarios después de la histerectomía, debe continuar chequeando sus niveles de estrógeno, ya que sin su útero, después de unos pocos años los ovarios se encogerán y dejarán de producir el estrógeno que necesita. La idea de que nuestros ovarios continuarán produciendo estrógeno por siempre es falsa; si no hay útero, la función de los ovarios (fertilizar los huevos) se apaga. Si no necesitan trabajar, no lo harán.

Las mujeres que pasan por la menopausia quirúrgica presentan múltiples síntomas. He aquí una lista de los problemas más comunes:

- Ataques de calor
- Pérdida del apetito sexual
- Falta o ausencia de lubricación vaginal
- Depresión, ansiedad y cambios repentinos de ánimo
- Pérdida de cabello
- Palpitaciones
- Infecciones de tracto urinario

Las menopausias químicas y por cirugía tienen efectos de por vida en el organismo y en las funciones del cuerpo, ya sea por daños en los ovarios o por falta de los mismos. La decisión de una menopausia por cirugía, a pesar de que le puede parecer rutinaria y "fácil" a un médico, no debe ser tomada a la ligera.

Hable con su médico acerca de desequilibrios hormonales *antes* de pasar por una cirugía. La mujer que se someta a una histerectomía necesita comenzar una terapia hormonal sustitutiva inmediatamente. La manera en que ella y el médico enfrentarán el problema debe considerarse y planearse antes de la operación. Tan pronto como la paciente se encuentre en recuperación, necesitará sustituir las hormonas de su cuerpo.

Postmenopausia

Durante la perimenopausia y menopausia es cuando los síntomas están en su apogeo. Pero todas las mujeres tienen ataques de calor a lo largo de sus vidas (incluso a los veinte), pero son tan poco frecuentes que no les prestamos atención hasta que comienzan a dominar nuestras vidas. ¿Acaso no ha despertado alguna vez bañada en sudor en el medio de la noche? Ese es un ataque de calor. Ahora, imagine pasar por lo mismo ¡varias veces al día!

Nuestras hormonas fluyen constantemente y nuestros cuerpos están siempre trabajando por encontrar el equilibrio. Ahora, cuando la perimenopausia y la menopausia han pasado, llega la postmenopausia. Algunas mujeres no presentan síntoma alguno. Otras continúan sintiendo la tensión del agotamiento de las hormonas en su cuerpo. No obstante, toda mujer tiene deficiencias hormonales durante la postmenopausia. Su cuerpo no produce más las sustancias que la debieran proteger de la osteoporosis, las enfermedades cardiovasculares y el cáncer. Mucha gente cree que la postmenopausia es una época en la que la mujer tiene demasiado estrógeno, pero de hecho, es cuando tenemos muy poca progesterona. El estrógeno se vuelve dominante. El equilibrio, por supuesto, es la clave, y la dominación del estrógeno conlleva muchos otros riesgos en la salud.

Es un hecho que, después de la menopausia muere el mismo número de mujeres que de hombres por enfermedades cardiovasculares. "Alrededor de 235,000 mujeres mueren por causa de ataques al corazón anualmente en los Estados Unidos, una cifra cinco veces mayor que las fatalidades por cáncer de mama" (Reiss p. 106). Este hecho, por supuesto, tiene que ver con la combinación de desequilibrios hormonales con malos hábitos alimenticios y falta de ejercicio físico. Nuestros estilos de vida y trabajos de alto nivel de estrés, aunados a las deficiencias hormonales, tienen enormes efectos en nuestro sistema cardiovascular –llevando, en los peores casos, a enfermedades del corazón y a infartos en las mujeres– ¡No es sólo un problema de los hombres!

Las mujeres que están en la postmenopausia deben revisar sus niveles de hormonas y considerar todas las alternativas para reponer las hormonas que necesitan. Especialmente, si no se sienten tan saludables y vigorosas como solían ser. Recuerde que es su propia vida la que está en juego, ¡y estos podrían ser sus mejores años!

Perimenopausia, postmenopausia y menopausia por cirugía, no son las únicas épocas en nuestra vida en las que nuestros organismos atraviesan cambios dramáticos. Ahora resulta fácil olvidar nuestros años de formación, cuando nos enamorábamos locamente cada semana y llorábamos sobre nuestra almohada durante horas. Por supuesto, hablo de cuando éramos adolescentes.

La adolescencia.
Nuestra primer batalla con las hormonas

Rachel: Tenía 15 años y era la única chica en mi clase que no tenía la regla cada mes. Estaba mortificada –nada de pechos, ni de menstruación (…) Yo era una chica muy atlética, pertenecía a las selecciones de baloncesto y de natación. Fui con el médico de la familia, y le dije gravemente que pensaba que estaba en problemas: no me estaba, estooo, uhmm, desarrollando…
El médico meneó la cabeza y se puso serio mientras me daba un frasco con píldoras." Esto debe funcionar" dijo, "toma una al día".
Tome el pequeño frasco blanco, y agradecida y aliviada tomé una píldora al día, religiosamente, durante tres meses. Eventualmente la regla vino a visitarme.
¡Mi médico me había salvado! Me había salvado de ser el andrógino en que me había convertido; finalmente, me había unido a las filas de las chicas con regla
Fue un año después cuando mi médico me preguntó "¿qué tal te funcionaron las vitaminas…?

Usted no sabe a ciencia cierta cuándo ni cómo sucedió, pero sucedió. Nadie en su familia lo puede explicar, pero parece que de la noche a la mañana, su encantadora hija adolescente se volvió hosca, gruñona y ahora odia a todo el mundo en casa. Su comportamiento se puede comparar con las criaturas que aparecen en *La Noche de los Muertos Vivientes*. Se niega a hablar con nadie, se encierra en su habitación, y no es más que una sombra de lo que solía ser. ¿Qué ha sucedido?

O bien, su marido y usted están revisando las cuentas del mes y se dan cuenta de que han comprado cuatro pares de bambas para su hijo en un periodo de cuatro meses. Su melodiosa voz de soprano se ha arruinado y en su lugar croa como rana; además todo lo que coge se le cae de las manos y su pantalón le va como a los pescadores. ¿Qué ha sucedido?

Los radicales cambios hormonales de nuestros años adolescentes son nuestra primera batalla con las hormonas. Cuando sólo somos un feto, no somos más que hormonas; las hormonas cursan por nuestras células para determinar cómo será todo en nuestro cuerpo. No obstante, tan pronto como nacemos nuestras hormonas se toman un largo descanso, dejándonos con una sensación de bienestar hasta que alcanzamos la adolescencia.

Cuando solía ser maestra de escuela, sabía que mis alumnos de sexto año de educación primaria comenzarían el curso siendo chicos muy dulces, y lo terminarían siendo... bueno... no tan dulces. Mis alumnos se transformaban literalmente ante mis ojos (¡y ante mi nariz!). Las chicas extrovertidas y alegres se tornaban tímidas y lloronas. El olor de la transpiración de los chicos se volvía muy fuerte, y las chicas comenzaban a llevar sujetador. Los granos y espinillas explotaban sobre sus rostros de porcelana, y sus estados de ánimo cambiaban de un momento a otro.

Todos estos cambios son perfectamente naturales, y los más radicales (acné, cambios repentinos en el estado de ánimo, depresión, llantos, etc.) se deben a desequilibrios hormonales. Por todo esto es que se trata de una época tan difícil, tanto para los adolescentes como para sus padres (sin mencionar a sus profesores). Piénselo, ¿le gustaría pasar de nuevo por la pubertad?

Al margen de todo esto, usted, como madre, podría estar experimentando los inicios de la perimenopausia o menopausia. Su marido tampoco es inmune, y su cuerpo está iniciando un estado de andropausia. Todo su hogar es un caos hormonal (¿le suena la "crisis de los cincuenta"?). Estos desequilibrios afectan a todo el mundo, pero mientras más prevenidos estemos, más capaces seremos de enfrentarnos a ellos.

Síndrome premenstrual (SPM)

Rebecca: Desde que tenía quince años sufrí de migrañas menstruales. Ahora tengo 35, y aparentemente en aquel entonces nadie tenía idea de lo que era una migraña, ni hablar de asociarla con el SPM. Antes de que el Seasonale [píldoras anticonceptivas que, por su concentración de hormonas, permiten tener sólo cuatro menstruaciones al año] fuera aprobado para su venta al público, comencé a tomar píldoras anticonceptivas sin período de descanso para evitar la menstruación y así evitar los dolores de cabeza. El pasado noviembre tuve que hacerme una histerectomía. Fue como una bendición enmascarada.

"El SPM no fue siquiera reconocido como un síndrome legítimo sino hasta los años 1970" (Conrad, p.115). A pesar de que fue descrito desde los años 1930 por un endocrinólogo, ni el público general ni la comunidad médica lo reconocieron hasta los 70. Durante los pasados 35 años hemos ganado mucho terreno, pero no ha sido fácil llegar hasta aquí.

El SPM no afecta a todas las mujeres. No obstante, es un problema legítimo para muchas, muchas de ellas. Los síntomas del síndrome premenstrual son los siguientes:

- migrañas
- calambres e inflamación del vientre
- dolor y crecimiento de los pechos

- sangrados irregulares
- dolor de espalda
- náuseas
- depresión y mal humor
- ansiedad
- antojo de dulces y chocolates

Algunas mujeres son afortunadas y tienen menstruaciones regulares sin dolor. Otras no lo son tanto y sufren mes a mes debido a ellas. El SPM es de esos padecimientos que se piensa que no le suceden a una; pero es real, y puede ser muy doloroso.

Las mujeres tienen un ciclo mensual (o de 28 días). Veamos el ciclo desde el punto de vista hormonal.

- **Días 1 – 7:** Nuestro nivel de estrógeno está algo bajo porque estamos teniendo la regla. Nuestro hipotálamo "lee" la baja de estrógeno en nuestra sangre y comienza a secretarlo.

- **Días 7 – 14:** La glándula pituitaria ha despertado y secretado hormona folículo-estimulante (la hormona que estimula nuestros ovarios). Nuestro estrógeno comienza a subir y alcanza su punto máximo alrededor del día 14. La pituitaria lee el nivel de estrógeno y deja de producirlo si hay demasiado en la sangre. Entonces, decide secretar LH (hormona luteinizante), la cual funciona como catalizador de la ovulación.

- **Día 14:** La hormona folículo-estimulante y el estrógeno han preparado al huevo para el esperma. Los ovarios han producido estrógeno y testosterona para ayudar a tener al huevo listo. El huevo "elegido" es enviado fuera del ovario. La ovulación ocurre y los niveles de estrógeno comienzan a bajar. Los altos niveles de hormona luteinizante estimulan la producción de progesterona (recordemos que la progesterona es la hormona que "quiere" que nos embaracemos)

- **Días 14 – 21:** Bajan los niveles de hormona luteinizante debido a la alza en la progesterona. La concentración de estrógeno se eleva de nuevo, alcanzando su punto álgido alrededor del día 21 (una semana después de la ovulación). En este momento, el estrógeno y la progesterona están en equilibrio. Juntas, estas hormonas trabajan preparando nuestro cuerpo para el embarazo. El cuerpo lúteo produce progesterona y se prepara para su producción masiva en caso de embarazo.

- **Días 21 – 28:** Si no está embarazada, el cuerpo lúteo muere y detiene la producción de progesterona. El estrógeno comienza a bajar de nuevo hasta tocar fondo y se inicia el ciclo de nuevo el día 1, cuando el hipotálamo siente la falta de progesterona y estrógeno

El síndrome premenstrual ocurre dentro del lapso comprendido entre la ovulación y el primer día de la regla. Su intensidad aumenta a medida que la fecha de la menstruación se acerca. Los estudios han encontrado una relación directa entre bajos niveles de progesterona y SPM, y debido a que la comunidad médica ha cambiado su perspectiva –reconociendo, no sólo la existencia del SPM, sino que puede ser muy debilitador– ya existen nuevos tratamientos disponibles.

Depresión postparto y aborto

Advertidos por muchos sucesos horribles sucedidos en los últimos años, la gente finalmente está aceptando la realidad de la depresión postparto. Definitivamente, no está sólo en "nuestra mente".

Muchas mujeres afirman que nunca se sintieron mejor que cuando estaban embarazadas. Sus cuerpos estaban repletos de hormonas, de progesterona en particular, que mantiene sano al feto y feliz a la futura mamá.

¿Qué tanto nos llenamos de hormonas? Cuando tenemos nuestro ciclo normal, nuestros ovarios producen, en promedio, de 2 a 3 miligramos diarios de progesterona. El nivel más alto que alcanzamos oscila alrededor de los 30 miligramos. Cuando estamos embarazadas, durante el tercer trimestre, nuestra placenta produce hasta 400 miligramos de progesterona diarios (Conrad p.121). Y durante ese tiempo, nuestros ovarios no producen nada.

Tan pronto como nuestro bebé nace, nuestra placenta desaparece y nuestro cuerpo necesita eliminar todo el exceso de hormonas. Por supuesto, toda esa progesterona también se va.

Pero piense qué pasaría si nuestro cuerpo continuara inundado de hormonas. ¿Dónde irían? Comenzarían a formar células y tejidos, y esto nos pondría bajo riesgo de contraer cáncer, problemas cardiovasculares y más problemas.

Desafortunadamente, el cambio en los niveles de hormonas es tan repentino que es fácil que lleven a la mujer a tambalear al borde de un abismo de depresión y ansiedad. En los casos más extremos, una mujer normalmente feliz puede volverse suicida.

Algunos de los más comunes síntomas de la depresión postparto son:

- Sudores nocturnos
- ansiedad
- depresión
- mal humor

Muchas mujeres experimentan depresión hasta cierto punto, pero es de capital importancia que quien sienta que está cayendo en depresión, acuda *inmediatamente* a buscar atención médica. Es difícil de concebir que tal período de felicidad se vuelva tan doloroso.

Y de nuevo, tratando de hacer el mayor énfasis posible, si usted cree que está atravesando una depresión postparto, necesita buscar asistencia médica de inmediato.

Las mujeres que sufren un aborto, especialmente aquellas con un embarazo avanzado, sufren inmensamente. A pesar de ser tan comunes, es sorprendente la falta de información que existe sobre abortos.

Una mujer me dijo que, físicamente, se sentía embarazada aún seis meses después de haber abortado. A veces tendemos a concentrarnos en los aspectos emocionales que conllevan un aborto, y olvidamos que encontrar un balance hormonal adecuado ayudaría tanto al cuerpo como a la *mente* de la mujer a recuperarse.

Andropausia

Si ha llegado a este punto ya debe estar pensando que la vida no es muy justa. ¿Por qué tienen las mujeres que lidiar con todas las fluctuaciones y cambios hormonales mientras los hombres pasan felices por la vida sin preocuparse?

Sería lógico que los hombres también sufrieran problemas hormonales. Creo que es aún más difícil para los hombres porque *nadie* habla de ello. ¿Sería posible escuchar una conversación así en el vestidor de un gimnasio?

> ***Carlos:*** *¿Qué hay Roberto? ¿cómo van esos niveles de testosterona? ¿Te sientes un poco más animado? Me parece que ya has eliminado un poco la flacidez de tus brazos.*
>
> ***Roberto:*** *Pues sí Carlos, las cosas van mejor. He recuperado los bríos y estoy feliz con esta terapia hormonal sustitutiva. Gracias por lo de los brazos, y ¿qué opinas del brillo de mi piel?*

¿Supone usted que esta es una conversación común entre hombres? He estado en muchos gimnasios (de acuerdo, no he estado en los vestidores de los hombres). Puedo decir honestamente que nunca escuché a un hombre hablar de sus desequilibrios hormonales.

La sociedad ha puesto una extraña presión sobre los hombres. Mientras puedan tener una erección, ellos serán viriles y estarán bien. No importa si se sienten letárgicos y necesitan más energía. No importa si no pueden mantener la erección por el tiempo que solían. No importa si realmente ya no le interesa el sexo. Todo mientras pueda seguir teniendo sexo; eso es lo que importa ¿cierto?

Cuando los hombres sufren pérdidas de hormonas, sus síntomas no son muy diferentes que los que las mujeres tienen cuando pasan por similares cambios. Pero quizá los hombres sufren más porque este asunto nunca ha sido completamente asimilado ni por la sociedad ni por la comunidad médica.

El Viagra. Abriendo las puertas al diálogo, ¡y más!

Angela: Esto (desequilibrio hormonal) le ha afectado más [a mi marido]. Él es mayor que yo por 9 años. No parece estar más interesado en sexo. Yo tengo que mencionarlo o iniciar cualquier cosa. Y no puedo llevármelo a la cama por las tardes, cuando sería probablemente un buen momento. Él obtuvo algunas muestras de viagra pero no lo probó. Esto es un problema (al menos para mí). En lo que a mí concierne, yo estoy un poco más seca (sic) de lo que solía estar. Mi ginecólogo me dio una crema vaginal de premarin [combinación de estrógenos]. ¿Pero de qué me sirve si de todas formas no tengo relaciones sexuales? Ya no sé qué hacer con él.

Cuando el Viagra explotó en el mercado, resultó ser genial para aliviar el desequilibrio hormonal. Pero ¿cuál era el motivo? Si tu pareja tiene baja líbido y simplemente ya no le interesa el sexo, ¿cuál es el caso de tomar una píldora para tener relaciones sexuales?

La aparición del Viagra hizo que la gente hablara de sus síntomas, lo cual, creo, fue muy positivo para los hombres. Desafortunadamente, no hizo que la gente hablara de los por qué de la impotencia. No existe la cura en una píldora para la disminución del apetito sexual, y si la chispa inicial no existe, ¡el Viagra no será de mucha ayuda!

Sin embargo, es un buen comienzo, y espero que en los próximos años veamos más gente (hombres, en particular) hablando sobre sus cuerpos, hormonas, deficiencias hormonales y necesidades. ¿Por qué no inicia usted misma esta conversación en casa ahora mismo?

Desequilibrios hormonales en los hombres

Lisa: La glándula pituitaria de mi marido dejó de funcionar y él tiene que tomar muchas hormonas ya sea en píldoras o en gel para la piel. Su cuerpo ya no regula sus hormonas. Él vivió los mismos problemas que las mujeres atraviesan cuando les faltan hormonas. Él tenía severos cambios en el estado de ánimo, dolores de cabeza, sequedad en la piel, problemas para dormir, problemas de peso, etc.

Los hombres que experimentan deficiencias hormonales sufren los siguientes síntomas:

- Pérdida de tono muscular (y en consecuencia, problemas con el funcionamiento de los riñones y la próstata, y disfunción sexual)
- Bajos niveles de energía y aletargamiento
- Pérdida de claridad de pensamiento
- Dolores en las articulaciones
- Sistema cardiovascular deficiente (pérdida del aliento)
- Disminución en la libido
- "Síndrome del viejo gruñón"

- Posibles problemas del sistema inmunológico

Las deficiencias hormonales toman a los hombres por sorpresa. Sus cuerpos no gritan los cambios, pero ellos los sienten. Desafortunadamente, debido a las expectativas culturales y sociales, los hombres sufren en silencio. No es muy de hombres tener deficiencias hormonales. ¡Pero todos las tenemos!

El huevo o la gallina

¿Nos hacemos viejos porque perdemos hormonas, o perdemos hormonas porque nos hacemos viejos? Pues bueno, ¡no estamos seguros!

Envejecer es inevitable. No podemos elegir si queremos hacernos viejos o no. Simplemente nos hacemos. Lo que sí podemos elegir es cómo queremos envejecer, y podemos elegir que la vida después de los cincuenta sea la mejor etapa de nuestra vida– llena de pasión, vivacidad, energía, sexualidad y vida bien vivida.

En los próximos capítulos, me referiré a las terapias hormonales sustitutivas (sintéticas y naturales), dietas y ejercicio, y remedios homeopáticos para ayudar a levantar nuestros niveles hormonales.

Podemos tomar decisiones sobre nuestra salud, y mientras más pronto comencemos a ser proactivos, a preguntar nuestras dudas y a no aceptar un "así son las cosas" por respuesta, más pronto comenzaremos a sentirnos mejor.

Puntos clave de este capítulo

- Todos enfrentamos desequilibrios hormonales a lo largo de nuestras vidas.
- Cuando estamos en el útero de nuestra madre, nuestro cuerpo está inundado de hormonas. Tan pronto

como nacemos, nuestras hormonas toman un periodo de descanso mientras el resto de nuestro cuerpo de desarrolla. Todos los niños son físicamente andróginos durante algunos años.
- Nuestra primera experiencia con nuestras hormonas "volviéndose locas" sucede en la adolescencia, cuando aquellas comienzan a desarrollar nuestros órganos sexuales.
- Cuando cumplimos 25 años, nuestra producción hormonal comienza a disminuir.
- Después de los 35 años, la producción hormonal de la mujer se desploma.
- La perimenopausia es el periodo que ocurre antes de que la menopausia llegue. Puede durar entre dos y diez años.
- Menopausia significa literalmente cese de la menstruación. Usualmente no representa un gran problema para una mujer que ha soportado años de perimenopausia.
- La menopausia química se da cuando los ovarios han sido envenenados con químicos introducidos en el cuerpo de las pacientes que llevan tratamientos de quimioterapia.
- Si una mujer se somete a una histerectomía, tendrá una menopausia quirúrgica.
- Antes de optar por una histerectomía, la mujer debe discutir diferentes opciones con su médico. Y antes de que la cirugía tenga lugar, ambos paciente y médico deberán idear el plan de reemplazo hormonal que la mujer seguirá.
- Todas las mujeres tienen deficiencias hormonales en la postmenopausia.
- El síndrome pre menstrual o SPM ocurre en el periodo transcurrido entre la ovulación y la regla.
- El SPM no fue tratado con seriedad por la comunidad médica hasta la década de 1970.

→

- La depresión postparto puede ser una experiencia devastadora, nos sólo para la madre sino para toda la familia.
- Cualquier mujer que sufra depresión postparto debe buscar asistencia médica inmediata.
- Cerca del 25% de las mujeres no presentan los síntomas de la menopausia.
- Las mujeres tienen la menopausia. Los hombres tienen la andropausia.
- Los hombres sufren en silencio sus deficiencias y desequilibrios hormonales. Pueden comenzar a sentir sus efectos desde la treintena, pero los síntomas de estos desequilibrios se hacen más fuertes cuando están próximos a alcanzar la cincuentena.

Capítulo 4

Remedios caseros.
La solución en una píldora (o dos)
y la historia de las hormonas en el mundo médico

Para poder tomar decisiones fundamentadas sobre nuestra salud, necesitamos estar conscientes de todas las opciones a nuestro alcance. Desdichadamente, la mayoría de las mujeres no ha tenido acceso a toda la información necesaria para tomar estas decisiones. ¿Quién es el responsable de esta falta de información? La verdad, todos y nadie al mismo tiempo.

Filtrar la gran cantidad de información disponible acerca del desequilibrio hormonal y sus posibles remedios, toma tiempo y genera confusión a cualquiera. Con el tiempo, nos hemos conformado con remedios "fáciles" –como tomar una píldora– y con respuestas simples. Pero como ya sabrá ahora, las hormonas son cualquier cosa excepto simples. Este capítulo está dedicado a los sustitutos sintéticos de hormonas, o lo que conocemos convencionalmente como terapia hormonal sustitutiva (THS, ó HRT por sus siglas en inglés). Hablaré acerca del desarrollo de las hormonas sintéticas, de la manera en que éstas trabajan en el cuerpo, y de las ventajas y desventajas de llevar un tratamiento con hormonas sintéticas.

El desarrollo de las hormonas sintéticas

Los científicos norteamericanos comenzaron a estudiar las hormonas en profundidad durante las décadas de 1930 y 1940. Antes de 1940, ni científicos ni médicos entendían la importancia de las hormonas en el ciclo reproductor femenino.

Los primeros estudios se dedicaron a la investigación del control de la natalidad. Los científicos descubrieron que mientras una mujer está embarazada, su cuerpo presenta un periodo de infertilidad. Sus ovarios producen estrógeno y progesterona. Recordemos que durante nuestro ciclo menstrual, nuestra glándula pituitaria dejará de secretar estrógeno cuando éste ha alcanzado un nivel suficiente en la sangre, lo que impedirá la ovulación.

Los científicos, entonces, se dedicaron a aislar la progesterona y a encontrar su estructura química. Ellos sabían que una vez encontrada esta estructura, marcarían las pautas para las futuras opciones de control de la natalidad. Pero resultó que encontrar la estructura química de la progesterona no era tan complicado como su producción para el consumo público.

La progesterona no se encuentra en grandes cantidades en la naturaleza. "La progesterona natural era difícil de adquirir. La terapia con progesterona natural requería entonces de enormes dosis para ser efectiva, y esto representaba un costo que oscilaba entre $80 y $1000 dólares por gramo; sólo los pacientes ricos podrían pagar el tratamiento" (PBS, P.1). ¡Al final resultó que los pacientes que usaron estas hormonas fueron los caballos de carreras! Además de ser tan costosa, la progesterona natural sólo podía ser usada en forma de inyección, pues no existía en forma de píldora.

Debido a la dificultad de encontrar progesterona natural en grandes cantidades, además del problema de su forma de administración, los científicos se pusieron a trabajar de nuevo en búsqueda de más opciones. En 1943, Russel Marker descubrió una forma de extraer progesterona de una planta, y como consecuencia fue capaz de crear estrógeno sintético.

Éste fue un enorme paso para la ciencia, y hoy en día el proceso de desarrollar hormonas sintéticas provenientes de plantas se conoce como "degradación de Marker". Sin embargo, Russell se enfrentó a dos problemas: encontrar una planta que pudiera producir suficiente progesterona para su producción en masa, e idear una manera más cómoda de administrar el tratamiento al paciente.

Marker se negó a rendirse y continuó buscando la "planta ideal". La encontró en Méjico: el tipo de planta, una raíz llamada "cabeza de negro" podía producir las hormonas que necesitaba. Sin embargo, aún tenía por resolver el problema de encontrar una mejor manera de presentar el estrógeno al público. A la gente simplemente no le gustan las inyecciones.

Dos científicos, Frank Colton y Carl Djerassi, quienes trabajaban para diferentes compañías farmacéuticas, basaron sus investigaciones en los trabajos de Marker, y de manera separada produjeron dos tipos diferentes de píldora de progesterona: noretindrona y noretinodrel, respectivamente. El problema con estas píldoras es que eran ocho veces más fuertes que la progesterona natural. Pero nada impediría que este río siguiera su curso.

Estos comienzos alimentaron el fuego del desarrollo de las hormonas sintéticas. A partir de entonces hasta ahora, en toda la comunidad médica el uso de progesterona y estrógeno sintéticos como contraceptivo femenino, como remedio para el síndrome premenstrual (SPM) y como tratamiento en la menopausia, ha sido raramente –si no es que nunca– discutido.

Entonces llegó la década de los sesenta y el despertar de la revolución sexual. Las mujeres comenzaron a hablar de sus problemas y un médico llamado Dr. Robert Wilson promovió el uso de estrógeno como terapia en las mujeres que sufrían de una "crisis de la mediana edad". A lo largo y ancho de los Estados Unidos los médicos comenzaron a recetar un tipo de estrógeno sintético llamado Premarin.

Al principio, el Premarin era recetado solo, hasta que a finales de los setenta unos estudios revelaron que el medicamento usado sin progesterona (para equilibrarlo) aumentaba en las mujeres las posibilidades de contraer cáncer de endometrio. Lo anterior nos remite al énfasis hecho en el capítulo anterior sobre equilibrio, equilibrio, equilibrio. De hecho, las mujeres que tomaron Premarin sin progesterona, aumentaron su riesgo de contraer cáncer cinco veces más que aquellas que no tomaron ningún medicamento de reemplazo hormonal. (Conrad p.5).

Para nivelar la balanza, los médicos comenzaron a prescribir una forma sintética de progesterona; su función principal era proteger contra el cáncer de útero. Este medicamento se denominó Provera (la progesterona sintética se conoce como progestina).

De esta forma comenzaron los tratamientos que hoy en día son convencionales para remediar los desequilibrios hormonales de la mujer.

¿Y qué pasa con las hormonas en sus versiones *naturales*? Trataremos este asunto en próximos capítulos (especialmente en el capítulo VII).

> Premarin + Provera = Equilibrio hormonal

Bueno, no precisamente; pero retomaremos este tema más tarde.

La terapia hormonal sustitutiva hoy. Cócteles de drogas sintéticas

"Se estima que 40 millones de mujeres alcanzarán la menopausia en los próximos veinte años" (*Imaginis* p.1). Estas cifras corresponden sólo a la realidad de los Estados Unidos. Es un hecho que ahora vivimos más tiempo, y por eso necesitamos encontrar maneras de mejorar nuestra calidad de vida.

Las terapias hormonales sustitutivas (o THS) fueron desarrolladas precisamente con ese objetivo: mejorar nuestra calidad de vida. Las mujeres en la menopausia sufren de ráfagas de calor, sequedad vaginal y aumento de peso entre otros síntomas que pueden cambiarles la vida. Las THS fueron diseñadas no sólo para atacar los síntomas, sino para mejorar las defensas naturales de la mujer.

Probablemente muchas mujeres han escuchado de boca de sus médicos, que las THS pueden protegerlas de cáncer de endometrio, osteoporosis, enfermedades del corazón y pérdida temporal de la memoria.

Las THS son una combinación de estrógeno y progestina (progesterona sintética). Las formas más comunes de estrógeno y progesterona sintéticos en los Estados Unidos son Premarin y Provera (acetato de medroxiprogesterona). *(En España, se comercializan desde los años 1990)*. De hecho se han vuelto tan comunes que muchas personas piensan que Premarin es estrógeno y Provera es progesterona. Es importante recordar que estas sustancias son *sintéticas*, y por tanto, no son sinónimos de estrógeno y progesterona.

Con tantos medicamentos y nombres de medicamentos en el mercado, es confuso y difícil de determinar cuáles de ellos "actúan" como estrógeno y progesterona. Para facilitar un poco la identificación de los medicamentos, he incluido una pequeña tabla con las marcas más conocidas de THS, su composición química, las compañías farmacéuticas que las producen, y su modo de administración. Mire en el botiquín de casa; usted podría estar tomando alguna de estas píldoras, parches o cremas.

(Fuente: www.imaginis.com/breasthealth/HRT.asp?mode=1 y www.earlymenopause.com)

Estrógeno	Progesterona
Premarin (estrógenos combinados provenientes de orina de yegua y sulfato de estrona) Wyeth Ayerst Píldora	Provera (acetato de medroxiprogesterona) Upjohn Píldora
Estrace (estradiol micronizado proveniente de plantas) Mead Johnson Píldora crema (para sequedad vaginal)	Cycrin, Curretab, Amen (acetato de medroxiprogesterona) Wyeth Ayerst Píldora
Ogen (estropipato – piperazina, estrona y sulfato) Abbott Píldora crema (para sequedad vaginal)	Micronor – Progesterona micronizada "natural" (noretindrona) Ortho Píldora
Estraderm (parche de estradiol) Novartis Parche	
Climara Berlex Parche	
Vivelle Novogyne Pharmaceuticals Parche	

Combinaciones de estrógeno, progesterona y/ o testosterona	
Prempro (estrógeno y progestina) Wyeth Ayerst Píldora	
Premphase (estrógeno y progestina – esta última sólo las dos últimas semanas) Wyeth Ayerst Píldora	
Estratest (estrógeno y testosterona) Solvay Píldora	

Premarin y Provera

He dedicado este apartado a Provera y Premarin debido a que son los tipos más comunes de THS. Las usuarias de Premarin normalmente se sorprenden al saber que han estado tomando píldoras hechas de orina de yegua embarazada. Si, ha leído bien.

Premarin es una combinación de estrógeno (una mezcla de varios estrógenos diferentes). La mayor parte del estrógeno encontrado en Premarin proviene de la orina de yegua- más del 50% (PRE = pregnant *[embarazada, en inglés]*, MAR = mare, *[yegua, en inglés]*, IN = urine *[orina, en inglés]*). Resulta bastante económico hacer que las yeguas se embaracen, alimentarlas y después recoger su orina.

A pesar de que una yegua es "natural," a Premarin se le considera sintético porque no es bio-idéntico a nuestras hormonas. Las hormonas bio-idénticas son exactamente iguales a las que operan en nuestro cuerpo, son como clones de nuestras hormonas.

Entonces, a Premarin y Provera se las considera drogas *sintéticas,* ya que no son idénticas a las estructuras hormonales de nuestro organismo. Cuando Premarin y Provera busquen y encuentren nuestras células receptoras, su constitución biológica no encajará exactamente la de aquellas. Estas hormonas encajadas por la fuerza nos causarán síntomas extraños que a veces incluso pueden amenazar nuestra vida.

De hecho, todas las hormonas descritas en la tabla anterior son sintéticas. Sintéticas significa que no son bio-idénticas. (Volveremos al tema de las hormonas bio-idénticas una y otra vez en los próximos capítulos).

Pero, si provienen de la naturaleza, ¿por qué no son naturales? Cuando una sustancia resulta extraña a nuestro cuerpo, éste simplemente no sabe qué hacer con ella. Ya que el cuerpo humano no está capacitado para romper la estructura de la orina de caballo u otras sustancias que no le pertenecen, nuestro organismo podría almacenarlo en nuestro tejido adiposo sin liberarlo durante meses. Las hormonas naturales son procesadas en nuestro organismo en cuestión de horas; las hormonas sintéticas tienden a tomar mucho más tiempo. Entonces, cuando decimos hormonas "naturales", no hablamos de cualquier cosa por mucho que provenga de la naturaleza; hablamos, en cambio, de las que son biológicamente idénticas a las que producen nuestros cuerpos.

Ventajas de las THS combinadas

Las THS combinadas son una mezcla de estrógeno y progesterona usadas para reemplazar las cantidades que faltan en el organismo. Desde la década de 1970, las THS combinadas son comúnmente prescritas a las mujeres.

Las THS han probado ser benéficas para algunas mujeres. A veces alivian los síntomas más comunes de la menopausia (como depresión y ráfagas de calor), y también pueden tener efectos favorables en el largo plazo:

- Las THS aumentan la densidad ósea de las caderas y la espina lumbar.
- Las THS pueden ayudar a reducir el riesgo de contraer cáncer de colon y de recto.
- Las THS puede ayudar a mejorar la capacidad cognitiva
- Las THS ayudan a proteger a las mujeres contra el cáncer de endometrio.

Ventajas de las TSE (terapias de reemplazo de estrógeno sin progesterona)

El médico que atiende a Susana le prescribió una TSE después de pasar por una menopausia quirúrgica:

Susana: Durante 13 años tomé una dosis baja de Premarin y todo iba bien. Soy bastante vieja como para haber oído acerca del síndrome premenstrual o lo que sea. Hace un par de años mi internista se volvió loco y me dijo que dejara de tomar hormonas. Pues las dejé, y desde entonces tengo oleadas de calor noche y día. Me volteo la camiseta varias veces al día, y también tengo oleadas de frío. Además estoy más amargada y agresiva, mi marido lo puede confirmar. Mi ginecólogo dice que la THS que tomaba estaba bien. Pero no la puedo tomar de nuevo ahora pues me causaría coágulos. Todo iría bien si hubiera seguido con mi dosis de Premarin, pero no puedes parar y después volver.

Susana se sometió a una menopausia por cirugía, e inmediatamente después comenzó una terapia de sustitución de estrógeno sin oposición (TSE). Las TSE son terapias hormonales sustitutivas sintéticas (THS) que no incluyen la progestina que se opondría o nivelaría en equilibrio con el estrógeno. Algunos médicos recomiendan este tipo de tratamientos a pacientes de histerectomías, bajo la lógica de que estos tratamientos en píldora, parches o crema sustituirán el estrógeno que los ovarios no producirán más.

Existen algunos posibles beneficios de las TSE:

- Las TSE alivian las ráfagas de calor
- Las TSE alivian la sequedad vaginal
- Las TSE ayudan a prevenir la osteoporosis y mejoran la densidad ósea
- Las TSE *podrían* proteger contra enfermedades del corazón.
- Las TSE *podrían* ayudar a organismos con déficit de insulina, protegiendo contra la diabetes.
- Las TSE *podrían* ayudar a pacientes de Alzheimer.

Efectos secundarios de la terapia hormonal sustitutiva sintética (terapia combinada)

María: *Trabajaba para el consultorio dental de mi marido cuando comenzó mi menopausia (de hecho, yo era su* única empleada), por lo que podía ausentarme cuando lo necesitaba. Él me apoyó mucho, por cierto. Esto sucedió más o menos por 1970, el Premarin no parecía una buena opción y de todas formas no lo necesitaba. En ocasiones tuve sangrados ocasionales muy copiosos, entre 1968 y 1970, y me sometí a dilatación y cura (DyC); creo que ahora ya ni siquiera lo hacen. Recuerda que eran tiempos de oscuridad.

Mis menstruaciones disminuyeron gradualmente y se detuvieron. El único medicamento que tomaba era Synthroid (para tiroides baja). Hacía ejercicio todos los días, vigilaba mi alimentación y estaba en bastante buena forma. Un par de años más tarde, mi ginecólogo se jubiló, y mi internista dijo que se haría cargo de mi caso. Inmediatamente detuvo el tratamiento para la tiroides y me prescribió Premarin. Le advertí que con ese medicamento ganaría peso, y él dijo "tú lo puedes controlar con dieta y ejercicio". Pero ¡diablos, ya estaba controlando mi peso con dieta, ejercicio y tiroides! Como presentía, comencé a ganar peso y éste es un problema aún hoy en día. Tengo 25 kilos de sobrepeso y mi médico dice que no me puede ofrecer solución alguna, ¡el muy delgado &@!!#!

El Premarin hacía que me dolieran los pechos y no lo quería tomar muy a menudo. Mi médico decía, "María, TIENES que tomarlo."

No dije nada, pero lo tomé un día sí y otro no en lugar de diariamente. Después de un año dejé de tomarlo. Cuando se comenzó a hablar sobre los posibles daños causados por las THS, mi médico dijo, "María, deja de tomar el Premarin". Ni siquiera me molesté en decirle que hacía varios años que había dejado de tomarlo.

Después de varios años de mi aumento de peso, mi internista al fin hizo nuevas pruebas con mi tiroides e inició prescribiéndome ¼ de pizca. Un par de años más tarde aumentó la dosis a ½ pizca. Por la manera como me siento –cansa-

da y torpe una buena parte del tiempo– creo que necesita aumentar la dosis de nuevo. Debo hacerme algunas pruebas físicas y de sangre. Ahora no tomo THS. Uso crema vaginal de Premarin más o menos cada par de meses. De nuevo mi médico me dice "quiero que uses esto una vez a la semana, por algo soy yo quien prescribe". Se le olvida que me dio la prescripción la primera vez porque ¡yo se la pedí! Él es una buena persona y me cae bien, pero me parece que no es un médico muy brillante.

Las hormonas sintéticas pueden traer muchas consecuencias, ya que son sustancias ajenas a cuerpo. Quizá alivien a las usuarias de los síntomas más molestos de la menopausia, pero a menudo causan más problemas y más efectos secundarios que la menopausia misma.

La historia de María se parece a la de muchas mujeres, a quienes no les gusta cómo se sienten cuando están llevando una THS y simplemente dejan de tomar el medicamento sin decirle a su médico. Creen que es más fácil complacer al médico en el consultorio y después pasar por alto sus indicaciones. ¿Por qué no les decimos a nuestros profesionales de salud "oiga, esto no me está funcionando"?

¿Por qué nuestros médicos no nos escuchan? Se ha formado una barrera entre las pacientes y los profesionales de la salud que impide una buena comunicación entre ambos: las pacientes no comunican sus necesidades, y los médicos no se toman el tiempo para escuchar. En el capítulo IX hablaré más detalladamente acerca de la relación con nuestros médicos.

Sin embargo, muchas mujeres tienen la capacidad de escuchar a sus cuerpos y saben que el medicamento que les ha sido prescrito no funciona para ellas. Por esta razón, en ocasiones simplemente dejan el tratamiento sin informar a sus médicos.

Los efectos secundarios más comunes de Premarin/ Provera y hormonas sintéticas en general (THS) son:

Riesgos a corto plazo y problemas menores

- Las THS puede causar inflamación de vientre y retención de líquidos
- Las THS pueden causar una ligera hinchazón en las piernas.
- Las THS pueden ocasionar aumento de peso
- Las THS pueden causar dolor en los pechos y aumento de su tamaño
- Las THS pueden causar sangrados o manchados ocasionales
- Las THS cambian el impulso sexual femenino (aumentan o disminuyen la líbido)
- Las THS pueden ocasionar depresión y agitación
- Las THS pueden ocasionar migrañas
- Las THS pueden causar problemas gastrointestinales

Riesgos a largo plazo

- A las THS se las ha relacionado con cáncer de mama. Existen datos contradictorios, pero debido a la multiplicación celular y crecimiento del tejido mamario ocasionada por las hormonas sexuales, las mujeres que toman THS podrían estar exponiéndose a mayores riesgos de contraer este tipo de cáncer. De hecho, un estudio llevado a cabo por la asociación investigadora *Women's Health Initiative* en los EEUU, determinó que el uso continuo de THS combinadas (estrógeno y progestina) aumentó el cáncer mamario de las personas que se sometieron a prueba (*WHI, Journal of American Medical Association*, p. 3 – 4).
- Las THS han sido relacionadas con cáncer de endometrio (el estrógeno estimula la acumulación de tejido uterino; una terapia hormonal sustitutiva que sólo incluya estró-

geno, incrementará el riesgo de contraer cáncer de endometrio)
- Las THS han sido relacionadas con el cáncer de ovarios (los estudios no han sido contundentes, pero algunas investigaciones sugieren que el uso de las THS a largo plazo aumentan el riesgo de contraer cáncer de ovarios)
- Las THS han sido relacionadas con enfermedades de la vesícula
- Las THS han sido relacionadas con enfermedades del hígado (los estrógenos pueden inhibir el flujo de bilis, esta condición es conocida como colecistitis)
- Las THS han sido relacionadas con infartos
- Las THS pueden ocasionar coágulos
- Las THS pueden causar tromboembolismo venoso (trombosis profunda en las venas y embolismo pulmonar)
- Las THS aumentan el riesgo de desarrollar mal de Alzheimer

Efectos secundarios de la TSE (terapia de sustitución de estrógeno)

- Las TSE podrían incrementar el riesgo de ataques al corazón e infartos
- Las TSE podrían incrementar el riesgo de coágulos en las piernas y en los pulmones, lo que aumentaría el riesgo de padecer una apoplejía.
- Las TSE aumentan el riesgo de contraer cáncer de mama si se toman durante un período prolongado
- Las TSE aumentan el riesgo de contraer cáncer de endometrio
- Las TSE aumentan el riesgo de contraer cáncer de ovarios
- Las TSE pueden tener efectos secundarios molestos como náuseas e hinchazón
- Las TSE se oponen a las funciones de la tiroides

- Las TSE provocan alza en la presión arterial
- Las TSE pueden promover la liberación de histaminas, provocando síntomas alérgicos
- Las TSE estimulan enfermedades de la vesícula
- Las TSE reducen el líbido

Más factores de riesgo

Los efectos secundarios y riesgos mayores a largo plazo de las THS y TSE son mayores en mujeres que:

- fuman
- tienen antecedentes de cáncer de mama
- tuvieron la menstruación antes de los 12 años
- retrasaron la maternidad hasta los últimos años
- tuvieron o tienen una menopausia tardía
- son obesas
- tienen presión arterial alta
- tienen severas venas varicosas
- tienen antecedentes de trombosis

Si usted está llevando un tratamiento de THS o TSE sintético y cae en alguna de las categorías mencionadas, existen algunas indicaciones para chequear su salud y ayudar a aliviar los efectos secundarios:

- Reduzca su consumo de sal
- Evite la cafeína y productos con xanthina
- Tome vitamina B6
- Haga ejercicio
- Practíquese una mamografía anualmente
- Acuda con su médico una vez al semestre para hacerse un chequeo de pechos
- Examine sus pechos con regularidad (cada mes)

Es importante conocer la historia clínica de su familia y estar al tanto de los riesgos que está tomando. Recomiendo que revise su salud con regularidad y que escuche a su cuerpo, especialmente si está llevando una terapia de reemplazo hormonal sintética.

El estudio de Women's Health Initiative 2002, los hechos

Lisa: Mi mayor preocupación con las THS es el cáncer de mama. Mi madre fue diagnosticada con cáncer de mama por tomar THS. Mi médico no está de acuerdo con esa teoría, dice que las personas están predestinadas para el cáncer. Según él, no hay diferencia si tu cuerpo produce las hormonas o si tomas una píldora para reemplazarlas pues estás obteniendo la misma cantidad de hormonas; si tú eres propensa al cáncer, lo tendrás (al menos eso es lo que él dice). También dice que si no tomas una THS, tienes más riesgo de tener ataques al corazón, infartos, osteoporosis y, de hecho, cáncer de mama. Es una de esas situaciones en las que estás frita si lo haces y también estás frita si no lo haces. Yo estaré bajo mayor riesgo por haber tenido una histerectomía a una edad tan joven y también por comenzar una THS tan joven, pero así son las cosas. Así que ya veremos. Solo espero que esa investigación salga pronto para tener la respuesta de si las THS causan o no, cáncer de mama.

El estudio de la organización *The Women's Health Initiative* en 2002 investigó los efectos que las THS tienen en las usuarias. Se estudiaron específicamente Premarin y Prempro por ser los medicamentos de THS más comunes en el mercado estadounidense.

La organización se vio obligada a detener el estudio antes de tiempo, pues las mujeres sometidas a prueba que tomaban Pempro (combinación de estrógeno y progestina de los laboratorios

Wyeth Amherst) estaban presentando mayor número de incidentes de cáncer de mama, ataque al corazón, coágulos e infartos. "La prueba fue detenida antes de tiempo debido a que los riesgos de salud (de las personas bajo observación) sobrepasaron los beneficios durante un tiempo de seguimiento promedio de 5.2 años" (WHI p.1). Estas mujeres llevaban un tratamiento combinado de hormonas que funciona de tal manera que evita la menstruación; este tipo de tratamiento es conocido como THS combinado continuo. Más tarde expondremos por qué esta es una dosis poco saludable, e incluso mortal, de THS.

A continuación leerá algunos hallazgos y porcentajes específicos publicados por *The Women's Health Initiative* después de estudiar un grupo de mujeres bajo terapia combinada de estrógeno/ progestina:

__Enfermedad coronaria:__ La tasa de mujeres que presentaron casos de enfermedad coronaria (enfermedad del corazón) aumentó 29% –relativo al grupo placebo– en las mujeres bajo tratamiento de estrógeno y progestina, (37 contra 30 por 10000 personas al año), presentando valor estadístico con un margen de error de 0,05) (WHI p.5).

__Cáncer:__ Las tasas de cáncer de mama en el grupo placebo, fueron consistentes con las expectativas del estudio. El aumento del 25% (38 contra 30 por 10000 personas-año) que se observó en el grupo de estrógeno y progestina casi alcanzó validez estadística y, como se observa aquí, la prueba estadística utilizada para monitorear fue altamente significativa.(WHI p.5).
Las mujeres que reportaron uso de hormonas previo a la postmenopausia, asociado al uso de estrógeno y progestina, presentaron más altos riesgos para cáncer de mama, que aquellas que nunca usaron hormonas para la postmenopausia. (WHI p.6).

__Presión sanguínea sistólica:__ La presión sistólica fue, en promedio, 1.0mm Hg más alta en las mujeres que habían estado *bajo tratamiento de estrógeno y progestina por un año, alcanzando valores de 1.5mm Hg en sujetos que llevaban dos años o más de tratamiento. (WHI p.5).*

Es importante hacer notar que, hasta ahora, no se ha demostrado que el Premarin administrado solo, tenga los mismos efectos peligrosos que la combinación de hormonas. De cualquier manera, el Premarin no deja de ser una sustancia ajena al cuerpo de la mujer. El estudio de *The Women's Health Initiative* finalizará en 2005; con suerte, será capaz de iluminar nuestro conocimiento sobre los efectos de Premarin en el organismo.

Pero lo que *The Women's Health Initiative* en efecto concluyó, es que es preferible que una mujer no tome nada antes que tomar Pempro. Cuando el estudio salió a la luz pública, muchos médicos suspendieron la terapia hormonal sustitutiva de sus pacientes. Una cosa es segura: los médicos están escuchando; pero necesitamos hacer un poco más de ruido para que comiencen a escuchar también acerca de la terapia hormonal sustitutiva natural. Están ahí, disponibles, y parecen ser la solución más lógica a las necesidades de las mujeres.

Promesas incumplidas

La promesa original de que las THS serían la cura para toda mujer ha demostrado ser sólo un cuento de hadas. Los estudios muestran que, además de ser ineficientes al tratar los principales síntomas de la menopausia, las THS pueden ser también perjudiciales.

Algunos estudios que datan de mediados de los años noventa comenzaron a poner en tela de juicio la efectividad y los riesgos de las THS. Un estudio hecho en 1996 por la *U.S. Preventive Services Task Force USPSTF* (organización privada de expertos de salud encargada de revisar la efectividad de los servicios clínicos preventivos en los EEUU) concluyó que es probable que los peligros de los tratamientos de estrógeno-progestina sean mayores que sus beneficios. Sin embargo, afirman que "el incremento absoluto del riesgo por las THS es modesto" (USPSTF p.2)." Sus conclusiones se basaron en terapias de estrógeno-progestina a largo plazo, pero no estudiaron sus efectos a corto plazo.

En lo que respecta a las terapias de sustitución de estrógeno (TSE), si tomamos en cuenta la manera en que el organismo funciona, no tendría lógica reemplazar *solamente una* hormona. En lo personal, me lo pensaría más de dos veces antes de tomar un tratamiento de este tipo: nuestros cuerpos no son tan simples. Antes de comenzar con una TSE, hable con su médico para comparar sus riesgos y desventajas con sus beneficios.

Puntos a considerar antes de comenzar una THS

Tengo buenas noticias. Algunas mujeres, de hecho cerca del 25%, no presentan síntomas durante la menopausia. Estas mujeres no sufren oleadas de calor, depresión, insomnio ni ningún otro síntoma de los muchos que existen.

Pero debido a que las THS fueron pensadas como una buena opción *preventiva*, muchas mujeres sanas, que de otra forma tendrían una menopausia feliz, fueron puestas bajo tratamiento. He hablado con varias mujeres de entre 50 y 60 años, y todas ellas vivieron experiencias similares:

> ***Twylah:*** *No tuve síntomas, sólo llegado cierto punto dejé de tener la menstruación. Nada de ansiedad, ningún motivo de preocupación. Inmediatamente me fue prescrito un medicamento, y a veces dos, Provera y Premarin. ¿Cómo me sentí? Igual. Según recuerdo, tomar hormonas no cambió en nada la manera en que me sentía. No recuerdo haber escuchado nada acerca de suplementos hormonales naturales en ese tiempo, pero tan pronto como el tema de los problemas relacionados con las THS salió publicado, dejé de tomarlas. Cuando el mé-*

dico me preguntó si tomaba algún tipo de THS le respondí que lo había dejado; él solo dijo "oh, ya veo...". Estoy segura de que, probablemente tenga un desequilibrio hormonal, pero nadie me ha siquiera sugerido que podría tomar un suplemento hormonal natural.

Marie: *Llevé tratamientos de reemplazo hormonal en el pasado, lo cual me parece algo ridículo ahora. Me sentí usada como un objeto experimental. Se probó que no era verdad todo lo que se suponía que las hormonas debían ayudarme.*

Muchas mujeres tuvieron la misma experiencia que Twylah y Marie. Twylah tomó THS durante más de seis años porque sus médicos le dijeron que era lo mejor. Otra mujer que entrevisté tuvo un caso similar, pero ella tomó THS ¡por más de veinte años!

Marie se sentía como un experimento humano... bueno, no estaba tan alejada de la realidad: aún no se han hecho estudios para determinar los efectos a largo plazo de la terapia hormonal sustitutiva. Los médicos no fueron informados sobre diferentes opciones. A las mujeres se les dio lo que había disponible sin pensarlo demasiado. Nosotras no preguntamos a nuestros médicos, y éstos no preguntaron a los farmacéuticos. ¿Quién tenía tiempo?

Escuche

El aspecto más importante a considerar por parte de una mujer es *cómo se siente*. A veces solemos dejarlo todo a los médicos; éstos podrán saber mucho, pero sólo nosotras podemos sentir con nuestro cuerpo. Si usted no sufre de desequilibrios hormonales y está sobrellevando una menopausia "fácil", quizá no sea necesario tomar nada para arreglar un problema que no existe. Algunas mujeres optan, en cambio, por remedios totalmente naturales; esta es una opción que finalmente está siendo ofrecida gracias al estudio de *The Women's Health Initiative* y otros estudios.

Después de ver los resultados de los estudios, resulta obvio que llevar una THS de largo plazo *NO* es una opción viable. Quizá desee hablar con su médico acerca de llevar una terapia hormonal sustitutiva sintética para aliviar los síntomas de la menopausia, pero, de nuevo, las THS no deben ser una alternativa a largo plazo.

Así como cada persona es diferente, también cada cuerpo lo es. Escuche su cuerpo. ¿Se siente mejor, peor, igual? ¿ha ganado peso? ¿nota cambios en su estado de ánimo? Usted estará mejor si escucha lo que su cuerpo quiere decirle. Comuníquese con su médico, y no acepte un "así son las cosas" por respuesta ¡recuerde que lo que está en juego es su cuerpo, su vida y su bienestar!

Es muy importante, entonces, hablar con su médico acerca de los riesgos de las THS y determinar si un tratamiento de este tipo sería benéfico para usted. Si ya está pensando iniciar una terapia de reemplazo hormonal, considérela una opción al corto plazo para el alivio temporal de los síntomas de la menopausia.

Existen más opciones alternativas a las THS. Las hormonas naturales han sido aprobadas por los organismos médicos y de salud, están disponibles y pueden reabastecer su cuerpo de las hormonas que le hacen falta.

¿No ha escuchado acerca de ellas? No me sorprende. En el siguiente capítulo hablaré más en detalle acerca de la terapia hormonal sustitutiva natural, desenmascaré algunos mitos y le ofreceré más opciones para el cuidado de su salud.

Puntos clave de este capítulo

- Los primeros resultados de la investigación y desarrollo de las hormonas sintéticas se enfocaron en el control de la natalidad. No fue sino hasta años más tarde cuando la

comunidad médica determinó que las hormonas podían también aliviar los peores síntomas del SPM y la menopausia.
- Premarin y Provera son los nombres de las versiones sintéticas de estrógeno y progesterona más frecuentemente prescritas por los médicos
- Progestina y progesterona no son sinónimos. La primera es sintética
- Las hormonas sintéticas pueden administrarse de forma oral o transdérmica en forma de parches, cremas o geles.
- Las hormonas sintéticas deben su nombre al hecho de no ser bio-idénticas con nuestras hormonas naturales. El cuerpo humano las identifica como sustancias ajenas a él.
- Las hormonas sintéticas son mucho más potentes que nuestras hormonas naturales. Cientos de veces más potentes.
- Las terapias hormonales sustitutivas (THS) sintéticas pueden interferir con nuestros sistemas naturales de producción hormonal
- A la mayoría de las mujeres en su menopausia y postmenopausia les son suministradas terapias hormonales sustitutivas sintéticas, ya sea una combinación de estrógeno/ progestina, ó TSE (sólo estrógeno). Durante años ha existido la idea de que las THS y TSE protegen a la mujer de contraer cáncer y de desarrollar problemas del corazón.
- Las THS pueden aliviar algunos de los peores efectos secundarios de la menopausia. Desafortunadamente, las THS conllevan su vez muchos efectos secundarios tanto a corto como a largo plazo, tales como retención de líquidos, inflamación, aumento de peso, propensión al cáncer, problemas de la tiroides y enfermedades del corazón entre otros.

→

- La asociación estadounidense *Women's Health Initiative* realizó uno de los estudios más decisivos sobre THS de los últimos años. Una parte de dicho estudio debió suspenderse antes de tiempo porque se encontró que las mujeres que llevaban una terapia hormonal sustitutiva continua (que suspende la menstruación) tuvieron una tasa mucho más elevada de cáncer, enfermedades del corazón y otros problemas que amenazaban su vida. No obstante, el estudio continúa estudiando los efectos del Premarin (terapia de sustitución de estrógeno). Los resultados se darán a conocer en el 2005.
- Otros estudios indican que es preferible no hacer nada para reemplazar las hormonas faltantes antes que tomar THS.

Capítulo 5

Terapia hormonal sustitutiva natural: tiene sentido

Lisa: Siempre tuve problemas femeninos (quistes en los ovarios, endometriosis, tumores, cáncer cervical y cicatrices de varias cirugías) que me causaron problemas hormonales. Éstos a su vez me causan dolores de cabeza (migrañas), cambios repentinos de humor, cambios en el impulso sexual, problemas de peso y retención de líquidos.

Lisa no es muy distinta a muchas mujeres quienes sufren desequilibrios hormonales hoy en día. Desdichadamente, Lisa debe lidiar con problemas más extremos. Todos sus médicos han llegado a la misma conclusión respecto a su desequilibrio hormonal, pero ¿qué es lo que hicieron? Le prescribieron una THS sintética. Los médicos también están mal informados sobre las hormonas naturales y, por esta razón, muchas mujeres sufren sin saber que existen maneras más saludables y mejores de enfrentarse a los desequilibrios hormonales.

¿A quién creerle? Hoy en día las modas y tendencias en cuestiones de salud vienen y van. Cuando no tenemos que evitar los carbohidratos, tenemos que alimentarnos sólo con ellos; todos los líquidos van bien, sólo evite los sólidos; no haga *esto* y haga *aquello*- sólo para cambiar la moda el próximo año. Antes todo era "libre de grasa", ahora todo es "libre de carbohidratos". De verdad, ¿a quién creerle?

Por desdicha, este tipo de información de "moda" seduce y confunde al consumidor, por lo que es difícil observar todo el panorama y determinar qué conviene más a nuestro organismo.

Tal como vimos en capítulos anteriores, la comunidad médica creyó que las THS serían la cura para todas las mujeres. Ahora, después de treinta años en el mercado, existen dudas sobre si las THS realmente funcionan y sobre si su administración puede, a largo plazo, poner a la mujer bajo riesgo de otros problemas.

Como mencioné con anterioridad, el mayor poder que tenemos es la información –información certera y clara. Este libro, espero, le brindará la información que usted necesita para tomar decisiones acertadas acerca de su salud.

Echemos un vistazo al tema de las terapias de reemplazo hormonal basadas en hormonas naturales. Usted podría encontrar aquí las respuestas que ha estado buscando.

THS sintética, ¿qué tiene de malo?

En su libro *A Woman's Guide to Natural Hormones* (*La Guía de la Mujer para las Hormonas Naturales*), Christine Conrad habla sobre cómo las THS fueron un intento terriblemente fallido para tratar a las mujeres con desequilibrios hormonales (Conrad p. 6).

Los primeros protocolos para administrar Premarin y Provera como terapias de reemplazo hormonal (THS) contenían tres suposiciones científicas equivocadas fundamentales:

1. *Que daba lo mismo si las hormonas de reemplazo eran exactamente iguales a las humanas o no.*
2. *Que no era necesario tomar en cuenta la manera en que las hormonas interactúan cuando las "reemplazamos".*
3. *Que una solución sería apta para todo el mundo, y que por tanto el factor hormonal individual de cada mujer no es significativo.*

Si miramos los argumentos de Conrad en contra de las THS, podemos entender cómo es que, científicamente, las THS no resultaron ser una solución confiable para el tratamiento de los desequilibrios hormonales. Sin embargo, estos tres factores son tratados con efectividad en las terapias de reemplazo hormonal naturales. He defendido este tema a lo largo de los anteriores capítulos de este libro, ahora es tiempo de explicar qué es y por qué es la solución viable para tratar el desequilibrio hormonal.

¿Qué son las hormonas naturales?

Las hormonas naturales son las hormonas bio-idénticas a las de nuestro cuerpo. ¿Qué significa esto? Como expliqué en capítulos anteriores, *bio-idénticas* significa que las hormonas se comportan exactamente igual que las propias hormonas de nuestro organismo. Entonces, las hormonas naturales trabajan como si fueran extensiones de las funciones de nuestro cuerpo, sin interferir de manera alguna con sus procesos naturales.

"A diferencia de las hormonas farmacéuticas, las hormonas naturales entran y salen de su organismo en un lapso de entre 8 a 16 horas, y no tienen efectos acumulativos" (Reiss p.50). La principal queja de Conrad sobre las THS es que las hormonas sintéticas no encajan exactamente con las hormonas humanas. ¡Las hormonas naturales, sí lo hacen!

Mucha gente confunde el término *natural* con *naturaleza*. Sólo porque algo proviene de la naturaleza, no significa que sea natural; las hormonas sintéticas pueden también provenir de la naturaleza. De ahora en adelante, cuando hable acerca de hormonas naturales, haré referencia a las hormonas que son bioidénticas a las nuestras.

¿Existe tal cosa?

Lisa: Mi médico me ha dicho que las hormonas naturales no están reguladas por la FDA (organismo que regula los alimentos y drogas en los EEUU), por lo que no se sabe realmente qué contienen y podrían dañarme. Si no reemplazas la cantidad adecuada de hormonas que tu cuerpo ha perdido podrías tener problemas mayores de salud como cáncer y enfermedades del corazón. Las hormonas de prescripción tienen la cantidad precisa de hormonas que necesitas.

De hecho, las hormonas naturales han estado en el mercado por más de veinte años, desde la década de 1940. ¿Recuerda a Russel Marker? Él realizó sus primeras investigaciones con tubérculos mexicanos. Las hormonas que él produjo fueron naturales (no por provenir de la naturaleza, sino porque su estructura reflejaba exactamente la estructura del ADN de nuestras hormonas).

Las hormonas naturales están aprobadas por la FDA.
Muchos buenos profesionales de la salud no conocen las posibilidades y beneficios de las hormonas naturales. Mucha gente, incluyendo médicos, ginecólogos, enfermeros e internistas relaciona las terapias de sustitución hormonal naturales con tratamientos "alternativos".

Pero es importante marcar la diferencia inmediatamente entre estas dos opciones. **La terapia hormonal sustitutiva natural**

no es un tratamiento alternativo, ha sido aprobado por la FDA y puede ser controlado y regulado por su médico.

Las grandes compañías farmacéuticas las producen y comercializan desde hace veinte años; provienen de tubérculos, soja y plantas. Las hormonas naturales copian la estructura química de las hormonas humanas.

Otro punto a considerar es que usted puede llevar este tipo de tratamiento aún si presenta intolerancia a la soja; los médicos de algunas mujeres alérgicas a la soja descartan inmediatamente la opción pues piensan también que serán alérgicas a las hormonas. Esto no es verdad: las hormonas no provienen directamente de la soja sino de sus derivados, y por los procesos a los que se someten, el producto final no incluye una sola partícula de soja como tal.

El aspecto más importante a recordar acerca de las hormonas naturales es que, no sólo trabajan igual que nuestras propias hormonas, sino que no interfieren con ninguna otra función hormonal de nuestro cuerpo. Son bio-idénticas.

Usted podría preguntarse ¿qué tan importante es esto?, y ¿por qué no lo supe antes? Considere lo siguiente: usted es mujer u hombre debido a *una singular variación genética*. Cualquier disparidad de hormonas, como vimos en el tema de las THS, tiene enormes efectos en nuestro organismo. Nuestros cuerpos son estructuras increíblemente complejas: si en principio algo no va bien, tendremos un efecto dominó. ¡Por eso tiene sentido tomar un tratamiento que actúe en nuestro organismo como si fuera parte del mismo! Las hormonas naturales no tienen que competir con nuestras propias hormonas para poder trabajar, ya que se incorporan a la estructura de nuestro organismo.

En los últimos capítulos explicaré por qué usted y sus médicos probablemente no han sido informados de forma adecuada. Volvamos ahora al tema de las hormonas naturales, explicaré dónde puede adquirirlas, y cómo puede comenzar a cambiar su vida, ¡AHORA!

¿Dónde conseguir hormonas naturales?

Cuando hablamos de hormonas naturales, tenemos viajar en el tiempo y recordar las antiguas boticas, como solía ser.

En las boticas estadounidenses, las hormonas naturales se disponen en grandes tambos que las contienen en forma de polvo. Estas son tipos sin procesar de progesterona, estriol, estradiol y estrona. (Recordemos que el estrógeno es una combinación de las últimas tres)

Las boticas compran estos polvos a los fabricantes, y con ellos pueden hacer dosis fijas de medicamento para su venta al público, o bien crear mezclas individualizadas de acuerdo con las necesidades de cada paciente bajo las órdenes de un médico.

Las boticas son las únicas farmacias que trabajan con hormonas naturales. El arte de pesar y mezclar polvos para crear medicamentos prácticamente se perdió, mientras la mayoría de los fabricantes y compañías farmacéuticas crearon sus propias píldoras en sus laboratorios. Los farmacéuticos de hoy en día raramente procesan y crean sus medicamentos porque estos vienen en dosis listas para su consumo.

Afortunadamente, las viejas boticas están volviendo, lentas pero seguras. Este tipo de farmacias pueden adaptar cada medicamento a las necesidades del paciente, lo cual, como verá más tarde, es crucial para que la terapia hormonal sustitutiva natural sea efectiva.

Cuando hable con su médico acerca de hormonas naturales, debe preguntarle si trabaja o no con una botica, ¡esto es muy importante! Después que su médico observe sus niveles de hormonas él podrá, de acuerdo con sus necesidades, escribir la receta y enviarla a la botica.

Su constitución hormonal es diferente a la de otras personas. Mediante una muestra hormonal, su médico será capaz de especificar la *cantidad* de cada hormona que su organismo necesita, y realizará su receta particular de testosterona, progesterona, estradiol, estriol, y estrona; es decir, de seis hormonas sexuales que son miméticas a las hormonas de nuestro organismo.

Cuando usted lleva una terapia hormonal sustitutiva sintética, su médico no puede tomar en cuenta cada una de estas cinco hormonas; el sólo puede contar con el remedio ya hecho en una sola píldora para un organismo complicado.

Veamos cómo podemos examinar nuestros niveles hormonales, así como los beneficios y efectos secundarios de las terapias hormonales sustitutivas naturales.

Dónde comenzar

Ahora que debe tener una idea sólida sobre lo que es una terapia hormonal sustitutiva natural, y sobre cómo conseguirla, ¿dónde comenzar? y ¿cómo saber si usted necesita o no una terapia hormonal sustitutiva?

Muchos médicos especializados en terapia hormonal sustitutiva natural piensan que, de hecho, a las mujeres en sus veintes les sería conveniente hacerse un chequeo hormonal. ¿Tan jóvenes? Cuando tenemos veinte años nuestras hormonas están en su máximo nivel; pero, por desgracia, después de los veinticinco comenzarán su descenso. Tomar una muestra de nuestras hormonas a temprana edad será benéfico cuando necesitemos comenzar a sustituirlas a nuestros treinta, cuarenta o cincuenta años.

Por supuesto, la gran mayoría de nosotras nunca lo hicimos. Si nunca examinó sus hormonas, deberá encontrar un médico dispuesto a trabajar con usted, y un médico dispuesto a examinar sus hormonas. Acudir con un endocrinólogo es la opción más obvia, pero no todos los médicos endocrinólogos se especializan en reemplazo de hormonas sexuales: muchos son especialistas en diabetes u otros desequilibrios hormonales. Su ginecólogo podría tener más experiencia trabajando con hormonas sexuales que su endocrinólogo. Encontrar el médico adecuado puede ser difícil, pero en el nombre de su bienestar, salud y felicidad, bien valen la pena el tiempo y el esfuerzo. Antes que nada, veamos las diferentes formas en que su médico puede examinar sus niveles hormonales.

Análisis de sangre FSH/LH

Este es el examen más comúnmente usado por los médicos para determinar si una mujer está o no en menopausia. A pesar de que ha probado ser mas o menos efectivo, no puede analizar por separado los niveles de estrógeno, progesterona y testosterona en la sangre, por lo que no permite determinar las dosis específicas de cada hormona necesarias para una terapia sustitutiva. Además, los resultados de este examen son bastante inexactos pues pueden variar dependiendo de la época del mes en que se administre. Algunas mujeres que se han hecho este examen, han pensado que estaban en menopausia y más tarde han descubierto que no era así; lo peor es que, bajo su creencia, comenzaron una THS que sólo empeoró sus problemas. Si su médico quiere realizarle este examen, pregúntele acerca de sus inexactitudes y si debería además realizar alguno de los demás exámenes que explicaré a continuación, para corroborar los resultados.

Análisis de plasma sanguíneo

Este tipo de examen de sangre es una buena manera de obtener una lectura más exacta de sus niveles hormonales. Si continúa menstruando, su médico deberá conocer su ciclo y si está tomando cualquier suplemento hormonal. Esta información le dará la clave para interpretar sus resultados.

Si usted toma suplementos hormonales (ya sea píldoras, crema o gel), su médico debe considerarlos al interpretar los datos ya que los niveles hormonales de su cuerpo fluctuarán dramáticamente dependiendo del tipo de suplemento que tome y de su modo de administración. Hay muchas, *muchas* cosas que debe tener en cuenta.

Análisis de saliva

Éste es un nuevo tipo de examen que los médicos comenzaron a usar recientemente para la medición de los niveles hormonales. Lo bueno del análisis de saliva es que es fácil, sin dolor y se puede realizar en casa; la paciente puede guardar muestras de su saliva durante varias semanas y realizar el estudio más tarde. Lo malo es que al ser un tipo de análisis tan novedoso, aun no genera suficiente confianza entre algunos médicos, quienes no se sienten cómodos usando el análisis de saliva como único medio para la medición de hormonas.

Pero ¿por qué habría de funcionar este tipo de análisis? Cuando los médicos miden los niveles de hormonas en la sangre, miden hormonas que están tanto "confinadas" – es decir, retenidas por las proteínas y esencialmente suspendidas para su uso futuro– como libres, es decir, que están buscando activamente células receptoras. El nivel de hormonas libres en la sangre gira alrededor del 2% del total (Conrad p.25). Estas hormonas libres entran en nuestra saliva, por lo que los médicos pueden obtener una buena interpretación de las hormonas libres que viajan por nuestro organismo con muestras de saliva tomadas en diferentes días a lo largo de un mes. Incluso, algunos piensan que este examen es más efectivo que el de sangre porque no arroja una estimación, sino una lectura precisa.

Prueba de orina 24 horas

Orinar en un vaso cada hora durante un día entero puede ser algo engorroso, pero algunos médicos prefieren este examen ya que otorga una muestra más representativa de sus hormonas a lo largo de un día.

Algunos médicos, no obstante, piensan que este examen es más bien inexacto pues los resultados son difíciles de interpretar y sólo "reflejará la cantidad de hormonas excretadas por sus riñones en un periodo de 24 horas. No refleja variación de los niveles de hormonas a lo largo de un día" (Schwartz p. 126).

Prueba de densidad ósea

Después de los 35 años, las mujeres comienzan a perder densidad de los huesos de forma alarmante. Es muy importante que todas las mujeres de más de 50 años se practiquen una prueba de densidad ósea. Existen muchos tipos de pruebas para ayudarles a determinar su riesgo de contraer osteoporosis.

Parece claro que la medición hormonal es el obstáculo inicial que las pacientes y sus médicos habrán de enfrentar. Entender y tener una idea más clara de nuestras propias hormonas no es tan fácil como hacerse una radiografía para observar un hueso fracturado; tampoco es como hacerse un análisis de sangre para encontrar una infección por bacterias. Las pruebas hormonales son tan solo el primer paso para el entendimiento de nuestros cuerpos y el funcionamiento de nuestras hormonas en ellos. Como veremos ahora, la comunicación efectiva con nuestros médicos es la siguiente pieza del rompecabezas hormonal.

Hablando con su médico

¿Qué significan estas pruebas? Bueno, en verdad no significan nada si no tiene una comunicación abierta con su médico acerca de *cómo se siente* y de lo que está sucediéndole a su cuerpo.

Si usted es como yo, entonces nunca examinó sus niveles de hormonas cuando tenía veinte años. ¿A quién se le habría ocurrido? Si era tan perfectamente saludable y feliz.

Las pruebas hormonales son una herramienta para que su médico entienda mejor lo que le sucede a su organismo. Sin embargo, no existen cifras exactas, y esto complica todo el asunto. Es por esto también que deberíamos dudar más de que el remedio esté en la misma píldora para todo el mundo; si dos organismos no pueden ser idénticos, entonces ¿por qué deberíamos adaptarnos a las "necesidades de las mujeres promedio"?

Permítame exponer un ejemplo. Yo soy delgada, mi cuerpo tiene forma de "regla", como los chicos. Laurie tiene curvas, pechos grandes, cintura y caderas anchas, lo que todos consideramos sensual. Si Laurie y yo nos hiciéramos las pruebas de hormonas, mis niveles de estrógeno podrían ser mucho más bajos que los de ella, pero eso estaría bien para mí. Y a pesar de que los niveles de estrógeno de Laurie fueran más altos que los míos (en el papel), ella necesitaría mucho más estrógeno para equilibrar sus hormonas, mientras que yo estaría bien con una cantidad menor. Entonces, quizá mi médico ni siquiera tocaría mi estrógeno, mientras que el de Laurie aumentaría la cantidad de estrógeno en su prescripción. *¡No hay cantidades fijas para todo el mundo!*

Es aquí donde la comunicación con su médico es clave. Él o ella puede observar tanto los resultados de las pruebas como la forma de su cuerpo, pero si usted no dice lo que le sucede y lo que siente, su médico no será capaz de encontrar la combinación adecuada para usted. Esta nueva actitud cambia significativamente la relación médico-paciente; ambos necesitan trabajar juntos para encontrar la mejor combinación hormonal para su organismo.

¿Demasiado complicado? No tanto. Pero estamos mal acostumbradas a soluciones fáciles que muchas veces causan más problemas que los que remedian. Estas "soluciones", como vimos en el capítulo pasado, pueden ser fastidiosas y causar tanto efectos secundarios riesgosos como problemas de salud a largo plazo. Comenzar a comunicarnos con nuestros médicos al iniciar a tratarnos con hormonas naturales es fácil. Además, es una manera de aprender a escuchar e interpretar nuestro cuerpo. Puede sonar como mucho trabajo, pero es mejor que vivir "más o menos" durante 40 años.

Ventajas de la terapia hormonal sustitutiva natural

Tonya: Mi nombre es Tonya y me siento honrada de poder compartir mi historia.
Tuve una histerectomía total a los 37 años; tuve una enfermedad en el útero que se desarrolló en menos de seis meses después de dar a luz a mi tercer hijo. Se suponía que esta cirugía me haría sentir como una mujer nueva; pero por lo que ha resultado, fue el peor error que he cometido en mi vida. Durante un mes no tomé THS porque tenía endometriosis, y pensé moriría. Fui arrojada a la menopausia mucho antes de estar preparada mental, física o emocionalmente. Incluso llevando una THS sufrí severamente de oleadas de calor, sudores nocturnos y falta de energía al punto que no me podía levantar de la cama. No tenía impulso sexual alguno y la demencia era casi insoportable. Lo peor es que no me gustaba a mi misma y tampoco le gustaba a mi familia. Estuve bajo terapia hormonal sustitutiva durante dos años y nunca pude encontrar la dosis adecuada que me aliviara de mis síntomas. Mi mayor preocupación acerca de la THS era que mi madre ya había tenido su primer lucha contra el cáncer de mama cuando yo me hice la cirugía. Mi médico me dijo que las estadísticas son sólo números y que no debería preocuparme por eso. Justo antes que iniciara mi terapia de progesterona natural, a mi madre le diagnosticaron cáncer de mama por segunda vez. He usado progesterona natural durante los últimos tres años y me siento maravillosamente. Mi mente volvió a la normalidad en poco

tiempo y los síntomas están ahora bajo control. Lo mejor es que mi apetito sexual ha vuelto y mi esposo es de nuevo un hombre feliz. Tengo energía y mi acné ha desaparecido. Pero sobre todo, estoy feliz de poder usar algo saludable y benéfico para pasar por las etapas de la menopausia.

Si se administran adecuadamente, las hormonas naturales traerán beneficios tanto a corto como a largo plazo; pueden aliviar los peores síntomas del SPM, menopausia, perimenopausia, postmenopausia y postparto.

Las hormonas naturales presentan grandes ventajas sobre las THS porque: (Conrad p.11 - 15)

- Las hormonas naturales son bio-idénticas a las hormonas humanas: Cuando nuestro organismo reconoce las hormonas naturales, "piensa" que pertenecen a él: el cuerpo no distingue entre las hormonas de la terapia hormonal sustitutiva natural y las hormonas que él mismo produce. Esto significa que las hormonas de una THS natural serán procesadas exactamente de la misma manera que si fueran producidas por nuestro organismo.

- Las hormonas naturales son consumidas y eliminadas por el organismo mucho más rápidamente que las hormonas sintéticas: Las THS sintéticas pueden permanecer en las células adiposas del cuerpo durante meses, mientras que las hormonas naturales son normalmente liberadas en un periodo de 24 horas. Una sustancia ajena que permanece en el organismo puede producir efectos terribles a largo plazo. Cuando las hormonas sintéticas se quedan en el cuerpo por periodos prolongados, el estrógeno estimula más la división celular y el crecimiento de tejido. El estrógeno del Premarin, por ejemplo, es ocho veces más potente que nuestro estrógeno natural y esto puede provocar la aparición de células cancerígenas. Una terapia sustitutiva de estrógeno totalmente sintético puede ser hasta 1.000 veces más potente que nuestras hormonas naturales. Sí, ¡1.000 veces más potente!

- Las hormonas naturales no tienen los mismos efectos colaterales ni los riesgos a largo plazo que las THS sintéticas, y todos los efectos colaterales de las hormonas naturales se pueden controlar nivelando la dosis. Ya que todas las hormonas sintéticas siguen una técnica de "talla única", sus efectos secundarios negativos son casi imposibles de controlar. Por otro lado, todos los efectos secundarios de las hormonas naturales están relacionados con la dosis, ¿Qué significa esto? Si se siente un poco decaída, o si tiene problemas de retención de líquidos, su médico puede aumentar su progesterona. Usar hormonas naturales es como usar clones de sus propias hormonas como sustitutos. No hay efectos a largo plazo porque usted simplemente reabastece las hormonas de su cuerpo con algo bio-idéntico.

- Al ser bio-idénticas, las hormonas naturales no interfieren con su propia producción hormonal. Esta ventaja de las hormonas naturales es extremadamente importante. Conrad menciona que el Provera (la forma más comúnmente usada de sustituto de progesterona) puede, de hecho, provocar una disminución en la producción de progesterona del organismo. La progesterona mantiene nuestro buen humor, previene la retención de líquidos, los dolores de cabeza y el aumento de peso. Debido a que las hormonas sintéticas son sustancias extrañas en nuestro organismo, no sólo pueden causar efectos negativos sino que también pueden interferir con su funcionamiento cotidiano: afectan a las "hormonas buenas" que nos quedan.

- Las hormonas naturales pueden adaptarse a cada individuo. A pesar de que algunas compañías farmacéuticas ahora producen hormonas naturales para el mercado masivo, cualquier paciente puede obtener su propia mezcla adecuada de hormonas en una botica. Si su organismo es diferente al de los demás seres humanos, ¿por qué conformarse con ser "promedio" cuando puede ser única? Las hormonas naturales y sus dosis pueden cambiarse dependiendo de sus necesidades individuales, ya que nuestras hormonas están en un flujo constante; cuando estamos bajo mucho estrés nuestra necesidad de hormonas cambia. Las hormonas naturales pueden ajustarse a las necesidades de cada mujer individual.

- Las hormonas naturales ayudan a su bienestar físico y mental. Las hormonas naturales ayudan a levantar su estado de ánimo. Recuerde que tanto la progesterona como la testosterona nos dan un sentido de bienestar, y cuando estas hormonas se agotan tenemos que sustituirlas. También resulta lógico que, cuando nos estamos quedando sin hormonas, nuestros cuerpos estén más susceptibles a enfermarse; en cambio, cuando tenemos nuestras hormonas al máximo nos protegemos contra la osteoporosis y enfermedades del corazón; algunos estudios demuestran que las terapias hormonales de sustitución naturales (progesterona) ayudan a protegernos contra el cáncer de mama. Recuerde que siempre necesitamos progesterona para contrarrestar el estrógeno.

Las hormonas naturales también ayudan a las mujeres a enfrentarse a:

- depresión
- ansiedad
- cambios repentinos de ánimo
- oleadas de calor
- calambres

- dolores de cabeza y migrañas
- pechos dolorosos
- hinchazón y retención de líquidos
- insomnio y desórdenes del sueño
- baja libido
- sequedad vaginal
- pérdida de cabello
- pérdida de densidad cutánea y arrugas

Las hormonas naturales también protegen al organismo de enfermedades a largo plazo y de la inestabilidad en el estado de salud

- enfermedades del corazón
- osteoporosis
- cáncer de mama
- Alzheimer

Efectos colaterales de las terapias hormonales sustitutivas naturales

Debido a que la terapia hormonal sustitutiva dependerá de la constitución química de cada individuo, los efectos colaterales están directamente relacionados con la dosificación. El Dr. Uzzi Reiss menciona que los síntomas del déficit hormonal son inmediatos, mientras que los síntomas relacionados con el exceso hormonal tardan más en aparecer. Por esto, es crucial mantener una buena comunicación con su médico y *escuchar* a su cuerpo.

Si todos los efectos colaterales de las hormonas naturales están directamente relacionados con la dosificación, eso significa que usted puede controlarlos. Si usted experimenta, por ejemplo, somnolencia o mareos, podría estar tomando progesterona en exceso y debería ajustar de nuevo su dosis.

Determinar la constitución química adecuada para su organismo puede llevar varios meses, pero esto es mucho mejor que tener que vivir con los problemas que muchas mujeres tienen con las THS convencionales.

Miremos los efectos secundarios relacionados con dosificación de las terapias hormonales sustitutivas naturales (Dr. Uzzi Reiss, MD).

Exceso de progesterona (de leve a severa)

- Somnolencia
- Mareos
- Vértigo
- Inestabilidad

El Dr. Reiss también habla de casos poco frecuentes relacionados con el exceso de progesterona. Estas respuestas inusuales son:

- Ansiedad, insomnio y retención de líquidos
- Oleadas de calor
- Depresión
- Aumento del apetito y ganancia de peso

Déficit de progesterona

- Interrupción de la menstruación
- Menstruaciones irregulares
- Flujo menstrual abundante o menstruaciones frecuentes
- Manchados antes de la menstruación
- Quistes en los pechos
- Dolor en los pechos
- Ansiedad, nerviosismo, irritabilidad
- Retención de líquidos

Examen rápido de estrógeno

- ¿Tiene dolor en los pechos? Si es así, necesita menos.
- ¿Le van grandes los anillos? Si es así, necesita menos.
- ¿Tiene dificultad para conciliar el sueño? Si es así, necesita más.
- ¿Se siente confusa y divagante por las mañanas? Si es así, necesita más
- ¿Se siente ansiosa e irritable? Si es así, necesita menos

Exceso de testosterona

- Agresividad
- Prepotencia
- Cutis graso
- Acné (no sólo en el rostro sino también en la espalda, pecho y otras áreas)
- Pérdida de cabello y crecimiento de vello en otras áreas

Déficit de testosterona

- Flacidez y pérdida de tono muscular
- Pérdida de cabello
- Aletargamiento
- Torpeza
- Disminución de la libido
- Pérdida del sentido de bienestar

Estas son sólo unas cuantas guías para chequear su terapia hormonal sustitutiva. Estar alerta de cómo se siente su cuerpo, aunado a una buena comunicación no sólo le ayudará a obtener la terapia hormonal adecuada, sino que mejorará significativamente su calidad de vida

Los estrógenos, divide y vencerás

En el capítulo I mencioné que al estrógeno lo componen tres elementos: estrona, estriol y estradiol. El estrógeno de las terapias naturales es dividido en las tres partes, y no generalizado. Ya que la estrona y el estradiol son las formas más agresivas de estrógeno (siendo el estradiol la más agresiva- 12 veces más potente que la estrona y 80 veces más potente que el estriol), las terapias naturales usan más estriol que sus contrapartes; puede usar, ya sea una combinación de estriol y estradiol (bi-est) o bien los tres estrógenos (tri-est). Recuerde que se trata de encontrar el equilibrio.

Pero, ¿por qué es tan malo tener estrógenos potentes en el organismo? El estrógeno promueve la división celular, y mientras más potente es, más propensa será la mujer a contraer cáncer de mama. El estradiol es muy eficiente para contrarrestar algunos de los más fastidiosos síntomas de la menopausia como oleadas de calor y sudoraciones nocturnas, pero debido a su potencia no es recomendable tomarlo en exceso. El estriol es el "chico bueno" de los estrógenos, ya que ayuda a prevenir el cáncer de mama y al mismo tiempo mantiene nuestro organismo en armonía.

Sin embargo, ningún tipo de estrógeno debe ser tomado sin la progesterona necesaria para balancearlo. Recuerde el yin-yang: no debe haber estrógeno sin progesterona.

¿Dónde entra la progesterona?

La progesterona es extremadamente importante y es una de las llamadas hormonas precursoras. Recuerde que la progesterona puede transformarse en testosterona y estrógeno de acuerdo con las necesidades de nuestro organismo. Cuando tenemos progesterona en cantidad suficiente, ésta se puede transformar en estrógeno.

Sobre todo, la progesterona ayuda a equilibrar el estrógeno. Si llevamos una terapia hormonal sustitutiva sin progesterona, ya sea natural o sintética, bombardearemos nuestro organismo con estrógenos.

Betty: *[¿Cuáles son los] efectos de las hormonas parecidas al estrógeno sin un componente de progesterona? Ya que yo no tengo útero, no siento la necesidad de tomar progesterona. El estudio más completo que conozco es aquél que fue hecho con enfermeras tomando durante largo tiempo una combinación de estrógeno/ progesterona; esto no es relevante para mí.*

Tomar estrógeno *sin oposición* (es decir, estrógeno solo, sin la progesterona que lo contrarreste), incluso en una terapia de hormonas naturales, puede causar muchos problemas de salud (Conrad p. 75).

- Retención de líquidos
- Alza en la presión sanguínea
- Reducción de oxígeno en las células
- Inhibición del funcionamiento de la tiroides
- Liberación de histaminas (causando reacciones alérgicas)
- Formación de coágulos (incrementando los riesgos de embolias y apoplejías)
- Enfermedades de la vesícula biliar
- Disminución de la libido

Las mujeres se vuelven "estrógeno-dominantes" en la menopausia, pero esto no significa que tengan mucho estrógeno en su cuerpo, sino que no tienen progesterona suficiente para lograr el equilibrio. Recuerde que toda mujer en menopausia tiene un *déficit de progesterona*; esto la deja expuesta a una gran cantidad de problemas de salud, especialmente los mencionados anteriormente.

Las mujeres que toman progesterona dicen llevar una vida más feliz y saludable. Una vez más, insisto, ninguna mujer debe llevar un régimen de *estrógeno sin oposición*. Hable con su médico acerca de los riesgos de llevar una terapia de estrógeno sin oposición, y de cómo tomar progesterona ayuda a reducir o eliminar dichos riesgos.

La progesterona, equilibrada con el estrógeno, puede: (Conrad p. 76)

- Mejorar el sueño
- Tranquilizarla durante el día
- Eliminar la retención de líquidos y la ganancia de peso
- Mejorar la capacidad de eliminación de grasas
- Ayudar contra la hipertensión
- Estimular la formación de los huesos
- Ayudar a proteger contra el cáncer de mama (contraponiéndose al estradiol)
- Ayudar con la libido

Estrógeno y progesterona ¿Menstruación a los 55?

Cuando hablamos de terapia hormonal de sustitución, hablamos de renovar las hormonas que se nos han agotado; al reabastecer estas hormonas, nuestro organismo tomará lo que necesite. Una de las sorpresas más grandes de las terapias hormonales sustitutivas (y de las desventajas, para muchas mujeres) es tener de nuevo la menstruación.

La combinación de estrógeno/ progesterona se hace de tal forma que imita el ciclo natural de la mujer; la progesterona no se toma diariamente, sino entre 10 y 14 días por mes, mientras que el estrógeno sí se toma todos los días (y a veces hasta dos veces al día).

Algunos estudios indican que, a pesar de que se puede tomar estrógeno y progesterona de tal forma que la mujer no menstrúe, esto probablemente no sea lo más sensato. ¿Por qué? Mientras estudiaba tratamientos continuos de estrógeno/ progesterona, la Dra. Diana Schwarzbein encontró que sus pacientes se volvían resistentes a la insulina (Somers p. 68). Sus cuerpos entraron en condiciones parecidas a las del embarazo, y es en este periodo cuando la mujer se vuelve más resistente a la insulina pues su cuerpo está inundado de progesterona. Recordemos que una mujer puede llegar a tener 400 mg de progesterona durante el tercer trimestre de embarazo, mientras que en situación normal alcanzará un máximo de 40 mg.

Entonces, al comenzar una terapia hormonal sustitutiva no sólo es importante que las hormonas sean bio-idénticas, sino que sean tomadas de la misma manera en que el organismo solía producirlas. Esto significa que las mujeres que llevan una terapia hormonal sustitutiva adecuada deben tener la menstruación.

Hablando de calidad de vida, si hemos de tener la menstruación de nuevo para sentirnos saludables, felices y sensuales ¡no parece una mala negociación después de todo!

Las reglas de oro de la Dra. Diana Schwarzbein para la sustitución hormonal (Somers p. 69-70)

La idea básica de la terapia hormonal sustitutiva es reponer las hormonas agotadas de nuestro organismo. ¿Qué significa esto? Significa darle a nuestro cuerpo *justo* lo que necesita. Algunas THS inundan nuestro organismo en exceso, lo que tiene consecuencias en muchas de sus funciones. El hígado tiene que procesar las hormonas y filtrar lo que no necesitamos; los riñones también son afectados, así como el páncreas...básicamente todas las funciones del cuerpo se ven afectadas por un exceso hormonal.

Terapia hormonal sustitutiva natural: tiene sentido

Si tomamos en cuenta las necesidades de nuestro cuerpo, la terapia hormonal sustitutiva natural parece ser la opción más inteligente y saludable.

La Dra. Schwarzbein, médico endocrinólogo y especialista en THS, ha presentado las cuatro reglas básicas que ella sigue al prescribir hormonas naturales (Somers p. 69-70).

1. No tome una hormona si no hay carencia o necesidad de ella.
2. Tome sólo hormonas bio-idénticas.
3. Imite la fisiología natural en la medida de lo posible.
4. *Lleve un registro de los niveles hormonales y sus efectos.*

¡Tiene sentido! ¿Para qué introduciríamos en nuestro organismo algo que no necesitamos? ¿Para qué pondríamos sustancias extrañas en nuestro cuerpo? ¿Para qué usar algo que, aunque trabaja como nuestro organismo, no copia el uso que nuestro organismo hace de él? ¿Por qué no registrar continuamente las reacciones de nuestro cuerpo ante las hormonas mientras las reabastecemos?

Las hormonas naturales en el mercado

Así como sucede con las hormonas sintéticas, hay muchos tipos de hormonas naturales en el mercado. Su médico puede haberle prescrito previamente alguna crema u otro tipo de hormona natural.

Hay una amplia lista de hormonas naturales en el mercado, y su forma de administración es en crema, gel, parche o píldora. Se pueden conseguir con receta de su médico, en farmacias con laboratorio.

Geles, parches, cremas y píldoras: la dosis correcta en la forma correcta

Hay muchas maneras diferentes de tomar hormonas naturales. Usted podría haber visto e ignorado alguna vez los geles y cremas mientras buscaba píldoras.

Nuestra sociedad está habituada a las píldoras y grageas. Tomamos píldoras de vitaminas, de suplementos dietéticos y contraceptivas. Las usamos para combatir los dolores de cabeza, los resfriados y la falta de sueño. Usted probablemente opte también por una terapia hormonal sustitutiva en forma de píldora en lugar de geles y cremas.

Lograr en forma de píldora la estructura molecular de algunas hormonas es increíblemente difícil; por eso, estas hormonas son micronizadas (es decir, rotas en finas, pequeñísimas partículas) y suspendidas en aceite para obtener una píldora que usted pueda tomar.

Muchas mujeres eligen píldoras ya que estamos tan acostumbrados a ellas. Pero como ahora verá, los geles y cremas son igualmente efectivos, pueden medirse con precisión y son más *bio-accesibles* a nuestro organismo. Echemos un vistazo.

Geles y cremas

Quizá le parezca sorprendente que su médico prefiera administrar su terapia hormonal natural en forma de gel o crema. ¿Por qué? Los geles y las cremas son absorbidos más rápidamente; se aplican en partes donde los capilares están más cerca de la piel (cuello, interior de las muñecas y brazos, estómago, pechos y palmas de las manos), y van directamente al torrente sanguíneo sin tener que pasar a través del estómago y el hígado.

Los geles y cremas son más *bio-accesibles* porque van directamente a la sangre. La *bio-accesibilidad* se refiere a la cantidad de ingredientes activos del medicamento que pueden ser usados efectivamente por el organismo. Cuando las hormonas y otros medicamentos tienen que pasar por el hígado, usualmente sólo el 10% de los ingredientes activos llegan al torrente sanguíneo para ser utilizados.

El hígado funciona como un filtro, y si percibe una cantidad abundante de hormonas, las eliminará. Esta es una de las razones por las cuales las THS sintéticas están relacionadas con daños al hígado; recuerde que el estrógeno sintético es sacar ocho veces más potente que nuestro estrógeno natural, ¡el hígado tiene mucho que filtrar!

Por tanto, geles y cremas son administrados en dosis mucho menores y son más suaves con el organismo porque no tienen que pasar por el hígado. Geles y cremas pueden ser medidos fácilmente usando una cucharilla de cocina, la dosis es fácil de controlar. Aunque probablemente usted se sienta más cómoda tomando una píldora, no descarte el uso de geles y cremas: podrían ser justo lo que su cuerpo necesita

Parches

En el mercado existen parches anticonceptivos, para dejar de fumar e incluso para problemas del corazón. Los parches de estrógeno natural también están disponibles, y como las cremas y geles, liberan las hormonas en la sangre a través de la piel sin tener que pasar por el hígado, dando un descanso a su organismo.

La mayor desventaja de los parches, no obstante, son los químicos usados en su fabricación para hacerlos adhesivos a la piel. El organismo puede absorber estos químicos también.

A pesar de que no ha habido estudios acerca de los efectos a largo plazo de estos adhesivos, pienso que si ya vamos por el camino de lo natural, lo mejor es ir del todo. Al usar geles o cremas usará sólo la cantidad y las sustancias que necesita, evitando otros posibles problemas que podrían encontrarse más tarde por el uso de parches.

Supositorios vaginales

Antes que se inventara la progesterona micronizada, los supositorios eran usados en los EEUU para el tratamiento de los síntomas del SPM, y actualmente en Europa se siguen usando para el tratamiento de los desequilibrios hormonales. Desdichadamente, a las mujeres en los Estados Unidos no les agrada mucho el uso de supositorios.

No obstante, el supositorio tiene algunas ventajas, y una vez que se ha acostumbrado, su uso resulta fácil y sin dolor. Tal como los geles, cremas y parches, los supositorios van directamente al torrente sanguíneo sin pasar por el hígado; este proceso, como expliqué anteriormente, es más suave con el organismo, y ofrece mayores posibilidades de que el cuerpo reciba todas las hormonas que necesita.

La dosis es exacta como en la píldora, así que no necesita cucharillas para medir. Y, finalmente, los supositorios son muy delicados con el estómago; así que si tiene problemas gastrointestinales o simplemente no puede usar cremas ni geles, los supositorios son una muy buena opción.

Cuando comience a usar supositorios es muy importante asegurarse de que se están disolviendo adecuadamente; de otra forma usted no adquirirá la dosis apropiada de hormonas que necesita y podría verse en la necesidad de cambiar de marca. Los supositorios están hechos de glicol de polietileno (PEG) o de manteca de cacao. La hormona en una base de glicol de polietileno es más eficiente al liberarse, pero los productos basados en manteca de cacao también funcionan. Tal como he reiterado varias veces, preste atención a su cuerpo y a cómo se siente. Su cuerpo tiene todas las respuestas.

Calidad de vida

Por alguna razón, hemos asumido nuestras dolencias y "problemas" como parte natural del proceso de envejecer. ¿Por qué deberíamos malgastar cuarenta años apartándonos de la vida, cuando lo que deberíamos hacer es vivir? Los próximos cuarenta años pueden ser los mejores, los más saludables y activos de nuestra vida. ¡La vida no debería ser algo que tenemos que *tolerar*, sino vivir y disfrutar!

Además, por la falta de información, las mujeres han visto reducidas sus opciones a la THS sintética; los médicos y profesionales de la salud también han sido víctimas de la desinformación acerca de las hormonas naturales y su funcionamiento. A pesar de estar advertidas de los riesgos, las mujeres en perimenopausia y menopausia están dispuestas a volver a su THS con tal de aliviar los síntomas; cualquier tipo de alivio es preferible a ninguno, ¿cierto? ¡falso!

Debemos conocer nuestras opciones de salud para tomar decisiones informadas. Si las mujeres no están conscientes de los beneficios de las TSH naturales, se están negando a ellas mismas el acceso a una de las terapias más poderosas y efectivas de los tiempos modernos.

Tenemos opciones; podemos elegir vivir en grande después de la menopausia. Las terapias naturales existen y pueden proveernos lo que necesitamos *sin tener* que incrementar el riesgo de cáncer y enfermedades cardiovasculares.

Esta es la época de nuestra vida que deberíamos aprovechar al máximo. Esta es la etapa de nuestra vida en la que podemos vivir. Nuestros chicos han crecido y se han ido, estamos por alcanzar un punto increíble en nuestra carrera... estamos en la cima –sí, en la cima. Tenemos dinero ahorrado para viajar, disfrutar de cenas elegantes (sin cubiertos de plástico y servilletas de papel) y gratificarnos con algunas de las mejores cosas de la vida. Tenemos más tiempo para nuestros pasatiempos y pasiones, para la jardinería, la lectura, la fotografía y el sexo. ¡Sí, el sexo!

¿Por qué, entonces, nos empeñamos en archivar estos años y en sufrir sin necesidad? ¿porque "así son las cosas"?

El mayor beneficio de las hormonas naturales es el hecho de tomar algo que no es ajeno a su cuerpo. Cualquiera que experimente un desequilibrio hormonal puede tomar hormonas naturales.

En las mujeres, las hormonas naturales pueden aliviar el SPM, el postparto, la menopausia, la perimenopausia y cualquier otro desequilibrio hormonal que se pueda nombrar. En los hombres, las hormonas naturales pueden ayudarles a enfrentarse a la andropausia y otros desequilibrios hormonales propios de su sexo.

Si usted está por tomar cualquier tipo de terapia hormonal, ¿no tendría sentido usar la terapia que es mejor para su cuerpo, y que encaja exactamente con él? ¿no tendría sentido trabajar codo con codo con su médico para alcanzar un nivel de salud y comodidad óptimos en un plan *individualizado*? ¿puede una sola píldora adaptarse a cualquiera, a cualquier figura, a cualquier personalidad y a cualquier ser humano?

Aunque al principio, trabajar con hormonas naturales puede llevar más tiempo, piense que le quedan 40 años para encontrar la manera correcta; y una vez que lo haga, se sorprenderá de lo diferente que puede sentirse física y mentalmente.

Existen muchas ventajas en la terapia hormonal sustitutivas natural:

- La terapia hormonal sustitutiva natural está aprobada por la FDA
- La terapia hormonal sustitutiva natural le da la ventaja de aliviar los síntomas de la menopausia mientras le protege contra el cáncer, la osteoporosis e incluso el Alzheimer.
- *Todos* los efectos colaterales de la terapia hormonal sustitutiva natural están directamente relacionados con la dosificación. ¡Y la dosificación puede ser cambiada!
- La terapia hormonal sustitutiva natural restituye todas las hormonas que hacen falta en el cuerpo.

- Con una terapia hormonal sustitutiva natural usted puede irse adaptando. Su cuerpo cambia día a día; quizá su dosis actual funcione durante dos años, pero cuando sienta que su cuerpo cambia de nuevo, podrá ajustar su dosis de acuerdo a sus necesidades presentes.

Una vida más feliz y saludable le espera. Ahora tiene algunas de las claves para comenzar a andar con rumbo a la juventud. No hablo de una fuente de juventud mítica –como buscar el Santo Grial–, sino de recargar lo que nuestro cuerpo necesita, (como cuando bebemos agua), de mantener el equilibrio y trabajar mirando hacia toda una vida de salud y vigor. ¿Acaso no suena emocionante?

La terapia hormonal sustitutiva natural nos devuelve lo que la naturaleza tan cruelmente se ha llevado. Hay otras cosas que podemos comenzar a hacer para convertir nuestro organismo en un mejor productor y receptor de hormonas. En el próximo capítulo hablaré acerca de estilo de vida y hormonas. Usted puede comenzar hoy mismo a mejorar su calidad de vida. Veamos cómo.

Puntos clave de éste capítulo

- Las hormonas naturales han estado disponibles en el mercado desde los años 1940s.
- Las hormonas naturales no son parte de la "medicina alternativa", y están aprobadas por la FDA.*
- Las hormonas naturales imitan la química de nuestro organismo. Son bio-idénticas a nuestras hormonas y a las funciones de nuestro cuerpo.

⟶

---

*FDA Food and Drug Administration – Entidad que controla la comida y los medicamentos en EEUU

- Las hormonas naturales reemplazan las hormonas de nuestro organismo y ayudan a éste a producir sus propias hormonas.
- Si usted se interesa en tomar hormonas naturales, necesita encontrar un médico que esté habituado a trabajar con ellas, y que esté dispuesto a trabajar con usted.
- Las boticas son farmacias que trabajan con los planes hormonales individualizados de cada paciente. En ellas se mezclan las drogas en las dosis prescritas.
- En la terapia hormonal sustitutiva natural, el estrógeno es dividido en sus tres tipos. La paciente debe tomar mucho más estriol que estradiol o estrona.
- Ninguna mujer debe llevar una terapia de estrógeno sin oposición. Siempre equilibre el estrógeno con la progesterona.
- Al usar hormonas naturales, es importante imitar el uso que el cuerpo les da a sus propias hormonas. Esto significa que bajo estas terapias la mujer debe menstruar.
- Para obtener una lectura de nuestras hormonas, la paciente puede hacerse exámenes de sangre, de orina o de saliva.
- Encontrar la dosis adecuada de hormonas puede tomar tiempo. Sin embargo, después del periodo de prueba la mayoría de los pacientes se sienten como nuevos.
- Las hormonas naturales se pueden administrar oralmente, en forma de geles, parches y cremas o en forma de supositorios vaginales.
- Todos los efectos colaterales de las hormonas naturales están directamente relacionados con la dosificación, y ésta puede ser cambiada.
- Las hormonas naturales protegen al organismo contra cáncer, osteoporosis y enfermedad de Alzheimer.

Capítulo 6

Una entrevista con Silvia y el poder de elección

Si acude a la librería de su barrio, ¿cuántos libros sobre terapias hormonales sustitutivas naturales encuentra? Probablemente no muchos, pero creo que con el tiempo habrá más información disponible, y las mujeres tendrán más herramientas para tomar decisiones acerca de su salud.

El caso de Silvia me impactó. Esta mujer de 63 años tomó la decisión de suspender su THS y encontrar una mejor manera de tratar su organismo.

Ella estaba contenta con su tratamiento a base de Premarin y Provera, se sentía bien, pero cuando se dio cuenta de que estaba llenando su cuerpo de hormonas sintéticas, eligió dejarlas para encontrar una manera más sana de vivir.

Silvia corrió el riesgo y detuvo su THS sin un plan de respaldo sólido. Se sentía muy infeliz. Durante meses probó con soja, una hierba llamada actea a racimos, y dong quai (también llamada raíz de Angélica) pero las hierbas no funcionaron. Después de meses de búsqueda, al fin encontró un especialista en menopausia quien le prescribió una terapia hormonal sustitutiva natural.

Ahora se siente mejor que nunca; es una hermosa mujer llena de energía y vitalidad. Dice que se siente ella misma de nuevo, como solía sentirse veinte años atrás.

Silvia y yo pasamos un par de horas hablando acerca de su experiencia. ¿Podría usted identificarse con ella?

Emily: ¿Cuándo comenzó su perimenopausia y menopausia?

Sylvia: A los 51 años

Emily: ¿Cómo lo supo?

Sylvia: De pronto un día dejé de menstruar. Fue una menopausia emocional, recibí una noticia y dejé de menstruar. Comencé a sentir calores y subí cinco kilos. Tenía insomnio, me sentía nerviosa. Consulté a varios médicos pero ninguno quería prescribirme nada, y yo me sentía cada vez peor. Me dijeron que tenía que aprender a tolerarlo.

Emily: Entonces, ¿eso fue todo? "así es la vida"

Sylvia: Al fin, encontré un médico que me prescribió Premarin y Progevera. Lo tomé durante diez años.

Emily: ¿Cómo se sentía?

Sylvia: Me sentía perfecta, me sentía realmente bien, no tenía problema alguno. Pero hace un año comencé a escuchar que el Premarin no era bueno, que podía causar problemas de salud. Entonces comencé a leer más y a buscar información en Internet. Algunos ginecólogos decían que debería suspender el Premarin porque es un químico, está hecho de orina de caballo y no es estrógeno puro. Entonces dejé de tomarlo.

Emily: ¿Lo dejó poco a poco?

Sylvia: No, consulté un laboratorio en los EEUU que tiene un producto llamado "Estroben", que contiene hierbas alternativas con una base de isoflavona. Dejé de tomarlo [el Premarin] y comencé a incorporar este producto [Estroben]. Me sentía bien.

Después de dos meses lo suspendí por completo [Premarin], pero se decía que este producto, Premarin, se queda en el organismo durante dos o tres meses. Yo tomaba productos de soja e Isoflavones, y no tuve más Premarin en mi cuerpo después de un par de meses. Entonces comencé a sentirme fatal, y después de tres o cuatro meses quedé agotada.

Emily: ¿Se sentía usted como cuando comenzó la menopausia, o peor?

Sylvia: Peor

Emily: ¿Peor?

Sylvia: Peor que el inicio de la menopausia porque me sentía cansada, no podía dormir bien, retenía líquidos, gané peso, perdí tono muscular. ¿Qué mas? Me salieron más arrugas, mi piel estaba seca. No tenía vitalidad.

Emily: ¿Sentía ansiedad?

Sylvia: Ansiedad, estrés. No sabía qué me estaba sucediendo porque no era yo. No me apetecía salir de casa, ni ducharme, ni nada. No me apetecía hacer nada, fue muy malo. No era yo. Además de todo me sentía mal porque tenía calor, frío, calor, frío. No podía dormir, estaba ansiosa, me dolían las piernas. Hasta que un día escuché a Suzanne Somers en *el Show de Larry King* . Ella había pasado por lo mismo que yo, entonces compré su libro y comencé a investigar acerca de lo que ella había tomado. Después comencé a leer más libros.

Fui con varios endocrinólogos, quienes tomaron muestras de mi sangre. Entonces supe que no tenía estrógeno o progesterona en la sangre, mis hormonas habían llegado a cero. Al fin, encontré el endocrinólogo que me prescribió estrógenos naturales; no los puedes comprar sin receta médica.

Me prescribieron estriol, estradiol, y progesterona. Tomo progesterona 10 días al mes, y estriol 20 días al mes. Sentí el cambio a los dos días de tomar las hormonas naturales.

Emily: ¿Sí?

Sylvia: Era otra persona.

Emily: ¿Menstrúa usted ahora?

Sylvia: Por supuesto. Mi ciclo menstrual comenzó de nuevo, pero no me molesta. También menstruaba cuando tomaba Premarin, así que no me molesta. Pero además sin la menstruación mi metabolismo se hizo lento, comía menos pero gané peso. No podía bajar de peso. Desde que comencé a tomar las píldoras [terapia hormonal sustitutiva natural] ya no tengo ataques de calor y puedo dormir. No tengo más problemas con las piernas, no estoy hinchada, mis músculos están regresando. Me apetece todo, me siento bien.

Emily: ¿Fue difícil encontrar un médico que prescribiera terapias hormonales sustitutivas natural?

Sylvia: Llamé a varios endocrinólogos y especialistas en menopausia. Llamé a unos diez hasta encontrar éste médico. Ahora en tres meses tengo que hacer un nuevo análisis de sangre e ir a consulta con mi médico para que él vea cómo van mis hormonas.

Emily: ¿Este endocrinólogo también prescribe THS sintéticas?

Sylvia: No lo sé. Fui directamente a verlo para que me prescribiera una terapia hormonal sustitutiva natural.

Emily: ¿Está su terapia hormonal sustitutiva natural diseñada para usted? **Sylvia:** No, ya viene en píldoras. Él me prescribió una píldora que lleva 1 miligramo de estradiol. La cantidad puede variar. En tres meses ya veremos, y la cambiaremos dependiendo de cómo me sienta y con el análisis de sangre. Siento como si nunca hubiera tenido problemas. Incluso mi piel luce bien.

Emily: ¿Se siente mejor tomando esto que el Premarin?

Sylvia: Físicamente me siento igual, pero ya que esto es natural, me siento más tranquila. Por supuesto sabía que lo otro [Premarin] podía causar problemas; cuando quise dejar el Premarin y comenzar con las hormonas naturales, fui a una librería y me llevé varios libros, y encontré sólo dos libros sobre hormonas naturales. Un libro hablaba sobre estriol y estradiol, pero ponía que debía consultar un endocrinólogo. Pensé que antes debía tratar con productos de soja e isoflavonas, pero no sirvieron de nada.

Emily: Si después de suspender el Premarin y Provera se hubiera sentido bien, ¿hubiera tomado igualmente las hormonas naturales, o hubiera optado por no tomar nada? Sabiendo lo que usted sabía, aún THS alguna, ¿hubiera optado por tomar una terapia hormonal sustitutiva natural?

Sylvia: Creo que sí, sería lo mejor. El organismo tiene necesidades. Cuando las hormonas están en ceros, dejan el cuerpo expuesto a muchas enfermedades e irregularidades.

Emily: Conociendo los riesgos de las THR sintéticas, si usted no hubiera podido conseguir hormonas naturales ¿hubiera regresado a aquellas?

Sylvia: Hubiera vuelto al Premarin. Ya estaba planeando un viaje a Méjico para adquirir las hormonas [naturales] que necesitaba; estaba lista para irme, ya no podía más.

Emily: Gracias por su tiempo, Silvia.

Capítulo 7

Hormonas y estilo de vida: una relación evidente

Lorraine: Respecto al SPM, se ha demostrado una y otra vez que está relacionado con los alimentos que comemos y el estrés de nuestra vida, las toxinas que acumulamos a lo largo de la vida y otras presiones con las que tenemos que vivir. El SPM es un fenómeno de la cultura occidental.

Stephanie: Mi desequilibrio hormonal fue probablemente inducido en parte por el medio ambiente. Pienso que la comunidad médica debe dejar de atacar los síntomas (de la predominancia del estrógeno) y buscar las causas de la predominancia del estrógeno en nuestro medio ambiente, como los productos químicos domésticos, aditivos alimenticios y estrés en exceso que las mujeres enfrentan para ser buenas consumidoras y para ser lo que la gente espera de ellas.

A veces sentimos que todo sale de nuestro control e inevitablemente nuestras hormonas lo pagarán. El medio ambiente llena nuestro organismo de toxinas y xenoestrógenos. En este caso, realmente ¿qué podemos hacer para hacer nuestras vidas mejores y más saludables? ¡Mucho! Y es bastante simple.

Hay dos claves para recuperar nuestra vida y hacer de la menopausia algo más fácil de llevar: dieta y ejercicio. Además, así seamos conscientes de ello o no, tenemos maneras de controlar nuestro ambiente. Podemos comenzar por reconocer los periodos en que vivimos bajo estrés, y la manera en que el estrés afecta nuestro equilibrio hormonal.

En este capítulo trataremos el tema de los hábitos y estilos de vida. Diseccionaremos todo, desde los químicos que introducimos en nuestro organismo (para teñir nuestro cabello y broncear nuestra piel), hasta los nutrientes que pueden o no hacernos falta. También ofreceré algunos medicamentos alternativos, hierbas y remedios que han ayudado a la mujer durante miles de años a enfrentarse a los síntomas de la menopausia.

Dieta

Todo comenzó con la modelo Twiggy en los años 70. Desde entonces, *dieta* se convirtió en sinónimo de volverse flaca. La dieta, sin embargo, no es algo que se pueda hacer en un par de meses: la dieta es un hábito. Lo que pongamos en nuestros cuerpos determinará cómo funcionarán éstos, por lo que dieta no significa eliminar todos los carbohidratos durante cinco meses. Dieta tampoco significa que durante tres semanas sólo bebamos líquidos y mastiquemos apios. *Dieta es vida*. Entonces, ¿qué estamos poniendo en nuestro cuerpo? y ¿de qué manera lo que ponemos en el cuerpo afecta a nuestra menopausia?

Si examinamos la dieta de la mujer moderna, reconoceremos que, como parte de la cultura, no comemos bien.

Malnutrición = Nutrición pobre.

En medio de la cultura de la comida rápida y los conservantes, ¿causa alguna sorpresa que nuestro cuerpo no esté trabajando para nosotros?

Eche un vistazo a las cafeterías más populares de su barrio. La gente pide como loca chocolates calientes y cafés con leche (con una donut o ensaimada para acompañar).

¿Almuerzo? ¿Quién tiene tiempo para el almuerzo? En un mundo acelerado con calles congestionadas y juntas corporativas, muchas mujeres (y hombres) son culpables de obtener una de las cinco comidas diarias de un restaurante de comida rápida.

¿Y la cena? Después de la salida tarde de la oficina, ese restaurante de comida rápida que cierra hasta la madrugada ya no parece tan terrible. Apenas tenemos tiempo suficiente para engullir nuestra cena.

Todo el mundo tiene días así. El problema surge cuando los días se convierten en semanas, y las semanas en meses, y antes que nos demos cuenta, ¡somos químicos andantes! Como mencioné anteriormente, lo que ponemos en nuestro cuerpo afectará absolutamente toda nuestra vida, incluyendo nuestro funcionamiento hormonal.

¿Qué sería de la vida si tuviéramos que eliminar las palomitas en el cine? Personalmente, preferiría no vivir a vivir sin helado. No estoy tratando de decir que nos volvamos extremistas, sino que tengamos estilos de vida más saludables. Y un estilo de vida más saludable comienza por la dieta.

Existen algunos cambios que toda mujer puede comenzar a practicar para mejorar inmediatamente su salud (Conrad p. 31-32, Schwartz *The 30-Day Natural Hormone Plan* p.85-94).

- Elimine el azúcar y los edulcorantes artificiales. Utilice miel ó azúcar sin refinar. (Los azúcares procesados incluyen postres, caramelos, chocolates, bollería, galletas, etc.).
- Elimine los almidones (los cuales son de hecho azúcar procesado: panes y pastas industriales, arroz blanco procesado, pizzas y patatas)
- Beba diariamente entre seis y ocho vasos de agua.

- Elimine las bebidas de cola, las gaseosas y azucaradas – especialmente las dietéticas.
- Reduzca su consumo de café. (Pruebe el descafeinado).
- Beba menos alcohol.
- Procure consumir frutas, vegetales y carnes de cultivo orgánico. (Busque en su mercado local las marcas y los proveedores de comida orgánica, y de paso ayude a esta industria).
- Si no lo puede pronunciar, no lo coma. Mire las etiquetas de los alimentos. Evite conservantes, cualquier cosa procesada, sintética, con sabor o color artificial.
- Reduzca el consumo de grasa animal (en particular las carnes rojas). Consuma más pollo y pescado.
- Elimine las grasas malas como los ácidos transgrasos y los sustitutos químicos de la grasa (margarinas y comida en conserva).
- Manténgase alejada de drogas sintéticas tanto como sea posible. Si tiene dolor de estómago después de comer, no corra inmediatamente a buscar los antiácidos. Si le da dolor de cabeza, no se apresure a tomar analgésicos. Pruebe opciones alternativas.
- No fume.
- Evite comer muy tarde por la noche.
- Lleve una dieta bien balanceada. No ingiera poco ni mucho alimento.

Después de leer la lista anterior, miremos en nuestras despensas y frigoríficos. ¿Cuántos de nosotros tenemos alimentos cargados de preservativos, azúcar, almidones, cafeína, sabores y colorantes artificiales, y más? Divida su despensa en alimentos orgánicos (sin refinar) y alimentos procesados.

¿Comienza a darse cuenta dónde puede estar uno de sus mayores problemas?

Nos hemos habituado tanto a llenar nuestro organismo con estos productos que nunca pensamos que éstos podrían ser una de las principales causas de nuestro desequilibrio hormonal. La alimentación está directamente relacionada con el equilibrio hormonal. Las proteínas, grasas (grasas buenas) y fibras son cruciales para la producción de hormonas. En su libro *The 30-Day Natural Hormone Plan* (El plan de hormonas naturales de 30 días), la Dra. Erika Schwartz publica una lista de "cosas buenas" (*"good stuff"*) y ofrece una gran variedad de menús y recetas diseñadas para ayudar a su organismo a producir hormonas.

Miremos cómo los alimentos interactúan con nuestro organismo, y cómo éste los utiliza para producir hormonas. Cuando vea cuántas opciones tenemos para comer bien, eliminar todas esas "cosas malas" no le parecerá un sacrificio.

Azúcares buenos: Los azúcares son esenciales para la producción hormonal. Son como el combustible instantáneo que estimulan la producción de las hormonas. Las células necesitan la energía proveniente del azúcar para crear hormonas.

- Azúcar moreno
- frutas
- vegetales
- panes integrales
- pastas integrales
- alubias y guisantes
- nueces y semillas

Grasas buenas: Son necesarias para mantener la fuerza de la membrana celular. Las grasas buenas ayudan a estimular las hormonas que a cambio ayudan a mantenernos de buen humor, mejoran nuestro funcionamiento celular, estabilizan las funciones hormonales y proporcionan brillo al cabello y fortaleza a las uñas. Las grasas buenas son también una gran fuente de energía.

- Aceite de pescado (omega-3 DHA y EPA).
- Aceite de linaza.
- Aceite de oliva.
- Beicon, mantequilla, nata y grasa animal pueden usarse con moderación. (¿Lo ve? No es tan malo después de todo).

Buenas fuentes de proteínas: Las proteínas son empleadas para fabricar las hormonas que ayudan a mantener músculos, huesos, tendones y cartílagos. Las proteínas son esenciales para mantener el equilibro hormonal.

- Fuentes de proteína vegetal, como alubias, habichuelas y habas, nueces, tubérculos y soja.
- Fuentes de proteína animal (pollo, pavo, res, cerdo, huevos).
- Productos lácteos (leche, queso, yogurt, nata).
- Pescados (atún, salmón, pez espada, bacalao).
- Crustáceos (langostas, langostinos, gambas, almejas, mejillones, ostras y cangrejos).

Alimentos con fibra: La fibra es uno de los elementos clave para mantenernos saludables. Todo el mundo ha leído acerca de las dietas altas en fibra para prevenir el cáncer. La fibra es crucial para mantenernos jóvenes y saludables: ayuda a controlar la insulina, protegiéndonos contra la diabetes, las enfermedades y el envejecimiento. La fibra no es asimilada por el cuerpo, sino que "flota" en él y sale. Actúa haciendo más lenta la asimilación de los alimentos en el torrente sanguíneo, lo que protege al cuerpo de picos de insulina. Una dieta alta en fibra no sólo nos protege de enfermedades terribles como cáncer de colon, sino también es clave para equilibrar las hormonas. Usted debería incorporar fibra en cada una de sus comidas. Ingiera mucha y a menudo.

- manzanas
- espárragos
- fresones, frambuesas, arándanos
- pak choy (acelga china)
- salvado
- brócoli
- coles de bruselas
- col
- coliflor
- vegetales de hoja verde
- pepinos
- berenjenas
- salvado
- col rizada
- lechugas (de todos tipos, tamaños y colores)
- avena
- guisantes
- pimientos
- rábanos
- espinacas
- judías
- nabos
- col
- calabacín

Suplementos: Por mucho que intentemos, quizá no podamos obtener todas las vitaminas, minerales y cubrir todas las necesidades de nuestra dieta. Pero existen algunos magníficos suplementos alimenticios en el mercado para ayudar a las mujeres a equilibrar mejor sus sistemas. Funcionan como *suplementos*, no *sustitutos*, de una dieta bien equilibrada y completa. (Conrad p. 33).

La Dra. Schwartz explica detalladamente el tema de los suplementos que ella misma recomienda a las mujeres en virtud de su edad (mire la referencia en la bibliografía). La siguiente es sólo una lista rápida de suplementos en general que pueden ayudar a mejorar el bienestar de cualquier mujer.

- Un suplemento de multivitaminas y minerales
- Fórmulas antioxidantes (éstas incluyen vitamina C, vitamina E, beta-caroteno y selenio). Los antioxidantes nos protegen de las enfermedades.
- Ácidos grasos esenciales, como los que se encuentran en el pescado.
- Alimentos "verdes" (chlorella, alga spirulina, cebada, hierbas, etc.)
- Suplementos de enzimas digestivas.
- Prebióticos. (acidófilus y bífidus)

Éstos son sólo unos pequeños cambios en la alimentación que usted puede hacer para comenzar a mejorar su calidad de vida. Pero ¿cómo podemos cambiar nuestra dieta, si no sabemos realmente qué estamos comiendo ni en qué cantidad? Al final del capítulo encontrará una tabla alimenticia. Lleve el registro de los alimentos que come de entre uno a cuatro días. Esta tabla no es un castigo; su intención tampoco es el cálculo de sus calorías. Más bien fue diseñada para ayudarla a ser más consciente de lo que pone en su cuerpo y a identificar dónde podría comenzar a hacer cambios en su dieta.

Después de unos días de llevar el registro de su alimentación, señale todos los alimentos que hemos puesto en la "lista mala". Estos alimentos incluyen café, sodas, alimentos procesados, refinados, con aditivos, conservantes, colorantes y saborizantes, etc.

Después de analizar su dieta, observe la lista de cambios que puede comenzar a hacer para sentirse mejor. Comience por el principio de la lista, y haga un cambio por semana hasta haber incorporado todos los nuevos elementos en su dieta. En cuestión de semanas notará grandes cambios en su bienestar y en el funcionamiento de su cuerpo. Necesitamos cambiar de dentro hacia fuera.

Tiempo para comer

¿Quién tiene tiempo para nada, sobre todo para comer? De alguna manera hemos sustituido los hábitos saludables por la conveniencia. ¿Qué tiene de malo ir comiendo en el auto mientras cumplimos nuestras obligaciones? Es efectivo, ¿cierto? ¿Qué problema hay en ir andando mientras comemos un bocadillo y leemos el diario?

Su sistema digestivo es como todo lo demás en su organismo; si no lo trata adecuadamente, no trabajará para usted. ¿Podría usted dormir mientras hace lagartijas, chupa una piruleta y lee el último reporte de la bolsa? Probablemente no. Entonces, ¿por qué consideraría hacer cualquier cosa al mismo tiempo que comer cuando sólo es tiempo de comer? ¡Nuestras hormonas pagan por nuestros malos hábitos!

Soy partidaria de comer bien. Comer bien no sólo significa poner cosas buenas en nuestro cuerpo. También tenemos que tomar en cuenta cómo comer bien y tomarnos el tiempo necesario para hacerlo.

Aquí tiene algunos consejos para la hora de comer:

- Tenga listo todo lo necesario y siéntese a la mesa. (Esto evitará que se levante y vuelva a sentar para buscar las cosas que ha olvidado).
- No mire la televisión mientras come. De nuevo, el tiempo para comer es para comer. La televisión es una distracción, y las distracciones provocan que comamos de más o que no comamos suficientemente bien.
- Haga de la comida un asunto familiar. Que el mejor amigo de su hijo desayune una barra de cereales camino a la

escuela, no significa que usted y los suyos tengan que hacer lo mismo. Siéntense a la mesa para desayunar y cenar, este es tiempo para compartir con la familia.
- Si realmente tiene que comer en la oficina, aparte sus papeles y siéntese a comer (en su escritorio o en la cafetería). El trabajo puede esperar veinte minutos.
- Si come en un restaurante, asegúrese de ordenar ensaladas (sin aderezo) y alimentos asados. Las comidas altas en grasa le harán sentir letárgica el resto del día, sin mencionar lo que provocarán en sus hormonas.
- Mastique. Si, mastique cada bocado. No devore ni se atragante. Tómese el tiempo para saborear su comida.
- Nunca diga "simplemente no tuve tiempo de comer hoy". Su coche no andará si no lo recarga con gasolina. Su cuerpo funciona igual. Otórguese el tiempo para comer bien, ésta debe ser una de las mayores prioridades en su vida.
- Debe tomar al menos veinte minutos para sentarse a comer (diez minutos para un desayuno ligero).
- Escuche su cuerpo. Si está satisfecha no coma más. Pare, limpie la mesa y vuelva al trabajo. Si su horario se lo permite y siente que lo necesita, tome una pequeña siesta después de la comida del mediodía.
- Debe *sentarse a comer* al menos tres veces al día. (Sentarse en el asiento del coche no cuenta)

Tómese el tiempo para hacer de los buenos hábitos alimenticios parte de su día a día.

La digestión

Una digestión pobre está directamente relacionada con el desequilibrio hormonal. La mala digestión afecta la flora intestinal; si éste es el caso y usted no está digiriendo apropiadamente, podría estar produciendo más estrógeno de lo necesario. La flora intestinal es la responsable de la fabricación de anticuerpos y de la utilización de las vitaminas; cuando no funciona, reabsorbe el exceso de estrógeno en lugar de eliminarlo, y esto no es bueno. Como ya podrá ver, una digestión deficiente afecta la conversión hormonal, e incluso puede hacer que las hormonas sustitutivas que toma pierdan su bio-accesibilidad ya que su proceso digestivo puede inhibir su correcta absorción.

Conrad, en *A Woman's Guide to Natural Hormones*, proporciona una lista de signos que indican que el tracto digestivo no está funcionando: (Conrad p. 85)

- acidez
- úlceras
- indigestión
- gases
- estreñimiento
- diarrea
- hinchazón
- incapacidad para comer suficiente de una vez
- pesadez por un largo tiempo después de la comida

Los antiácidos son un remedio temporal, pero si debe tomarlos cada vez que come está sólo escondiendo el problema, es sólo arreglar los síntomas y eso es *lo que no queremos*. Definitivamente, el único medio para eliminar sus problemas digestivos es hacer cambios en su dieta. Algunos alimentos son particularmente difíciles para su sistema digestivo; si los elimina de su dieta por un tiempo, al menos hasta volver a la normalidad, y vuelve a introducirlos en su dieta poco a poco, uno a uno, notará la diferencia. (Conrad p. 86).

- café
- frutas cítricas
- tomates

- alimentos condimentados o picantes
- alcohol
- alimentos fritos
- alimentos grasos
- chocolate
- caramelos y dulces

Si tiene problemas prolongados con su sistema digestivo, acuda con un especialista para obtener un análisis profesional.

Ejercicio, la otra mitad de la ecuación

Lo hemos escuchado hasta el cansancio: *dieta y ejercicio*. ¿Por qué? Bueno, porque es verdad. Cuanto más nos ejercitemos, tanto mejor nos sentiremos. Sin embargo, pareciera que mientras más envejecemos es más fácil estacionarnos en nuestro mullido sofá a ver la televisión y dejar pasar sedentariamente los días.

Cuando envejecemos, nuestra producción hormonal se hace más lenta y estamos más letárgicas. Cuando estamos más letárgicas, no nos ejercitamos. Las hormonas están relacionadas directamente con los niveles de energía. Entonces es natural que entre más envejecemos, con menos energía nos sintamos.

"Mientras la inercia se apodera de su vida, su equilibrio hormonal cambia. Mientras menos se mueva, menos necesitará hormonas. Su cuerpo interpreta su estado de inercia como una hibernación. Es el viejo mecanismo de volverlo todo más lento durante períodos de mínimo movimiento. Nuestro metabolismo desacelera, y nuestras hormonas le siguen. Una persona inerte no necesita la cantidad de hormonas requeridas por una persona activa. Pero si seguimos la inercia de las hormonas, éstas se agotarán más pronto y envejeceremos

antes de tiempo" (Schwartz *The 30-Day Natural Hormone Plan* p. 105).

Hacer ejercicio debería ser parte de nuestra vida cotidiana. Esto no significa que tenga que comenzar a entrenar para competir en las Olimpiadas... a veces confundimos ejercicio con locura. Ejercicio es movimiento, es una caminata de 20 minutos por la mañana. Ejercicio es hacer estiramientos y aumentar su resistencia. Ejercicio es caminar al supermercado en lugar de conducir el coche dos calles. ¡El ejercicio es esencial!

Entrenamiento con peso vs. Ejercicios aeróbicos

El ejercicio aeróbico implica mantener nuestro cuerpo en movimiento e incrementar nuestro ritmo cardíaco. Ejemplos de ejercicios aeróbicos son: correr, caminar deprisa, bailar, jugar al tenis, montar bicicleta, nadar y otras actividades que aceleran el pulso. Los médicos recomiendan que todo el mundo realice algún tipo de ejercicio aeróbico al menos 30 minutos al día, tres días a la semana.

La actividad aeróbica combinada con entrenamientos con peso y estiramientos es clave para un estilo de vida saludable. Al llegar a los 35 años, la mujer agotará sus reservas de calcio. Muchos ejercicios y vitaminas pueden ayudarla a mantener los niveles de calcio y densidad ósea, pero la única actividad que *incrementa la densidad ósea* es el entrenamiento con peso. Éste tipo de entrenamiento incluye actividades como yoga, Pilates y máquinas de pesas. La mejor parte del entrenamiento con peso es que cualquiera puede hacerlo, a cualquier hora del día. Es un entrenamiento individualizado, por lo que cada mujer puede seguir su propio ritmo. Además, es muy popular entre las mujeres que no acostumbran entrenar, que no se interesan en acudir a un gimnasio y que nunca lo han hecho.

Gimnasios ¡oh no!

Tenemos prejuicios acerca de los gimnasios. En los ochenta y noventa estaban llenos de mujeres guapas y sensuales en tanga, levantando pesas. Afortunadamente, ahora tenemos gimnasios para mujeres reales con cuerpos reales quienes no están precisamente interesadas en vestir un hilo dental.

Curves (una famosa cadena de gimnasios en los EEUU) es un ejemplo de este tipo de gimnasios, exclusivos para mujeres. En *Curves*, las mujeres realizan su rutina y están listas en 35 minutos. Todas realizan la misma rutina de rotación que incluye tanto ejercicio aeróbico como entrenamiento con peso con suave música de fondo. Pienso que una de las razones del éxito de *Curves* es que se adapta a las necesidades de las mujeres modernas. Además, sus precios son razonables, y las mujeres no sienten la presión de los típicos gimnasios del pasado.

Busque en su vecindario. Seguramente encontrará un gimnasio con pesas, o un gimnasio con servicios y programas parecidos a los que *Curves* ofrece. No importa lo que haga, lo importante es levantarse del sofá ¡y a moverse!

Aquí leerá algunos cambios fáciles que usted puede hacer para incorporar el ejercicio en su día a día.

- Estírese todos los días
- Camine con energía durante veinte minutos al menos tres o cuatro veces a la a la semana.
- Tome las escaleras en vez del ascensor o las escaleras eléctricas (excepto en lugares donde las escaleras están oscuras y desiertas)
- Siembre un jardín y trabájelo cada mañana
- Barra el frente de su casa
- Aparque el coche en un sitio alejado al ir al supermercado, centro comercial o restaurante.

- Vaya andando a la tienda de la esquina, al supermercado o a visitar a un amigo (en lugar de tomar un taxi, bus o metro)
- Consiga un perro y paséelo dos veces al día (no hay nada como la amenaza de tener que limpiar la alfombra para hacerla salir de casa)

Lo que debemos considerar

No podemos hablar de dieta y ejercicio sin mencionar el problema que, al menos en los Estados Unidos, el sobrepeso representa. Más del 60% de la población en ese país tiene sobrepeso; de ellos, el 60% (alrededor del 35 % del total) es obeso; 30% de los niños también son obesos. Expertos en salud han predicho que en unos pocos años la obesidad será la principal causa de mortalidad en los Estados Unidos, sobrepasando las enfermedades del corazón. En junio del 2004, la revista *Time* publicó un artículo mencionando que la obesidad cuesta a los EEUU ¡billones de dólares en gastos de salud! La obesidad incrementa el riesgo de contraer diabetes tipo 2, enfermedades del corazón, cáncer, y muchos otros problemas de salud.

Es un cuento que hemos escuchado una y otra vez; sin embargo, es importante reconocer que todos nuestros problemas de salud están relacionados con los desequilibrios hormonales. Cuando llenamos nuestro cuerpo de químicos (a pesar de que su sabor pueda ser endiabladamente bueno), y no nos ejercitamos, nuestras hormonas se vuelven locas. Especialmente si nuestros alimentos están llenos de hormonas también.

¿Cómo saber si tenemos un problema de sobrepeso? Antes que nada, recomiendo visitar un profesional de la salud –médico, enfermero, dietista o nutricionista. Él o ella podrá ayudarle a encaminarse en la ruta de una vida más sana.

La Dra. Schwartz ha publicado una lista de preguntas que ella misma ha hecho a sus pacientes a lo largo de los últimos 25 años (Schwartz *The 30-Day Natural Hormone Plan* p. 98-99).

1. ¿Se siente fatigada constantemente?
2. ¿Tiene dificultad para tocarse los dedos de los pies?
3. ¿Puede ver los dedos de sus pies mientras se ducha?
4. ¿Su ropa le va muy ajustada?
5. ¿Ha aumentado de talla consistentemente en los últimos diez años?
6. ¿Tiene dificultades al atarse los zapatos?
7. ¿Se queda sin aliento cuando sube escaleras?

Según la Dra. Schwartz, si usted ha contestado "sí" a cualquiera de las preguntas anteriores, necesita perder peso. ¿Cuánto? Consulte a su médico y trabajen juntos en un plan para eliminar esos kilos que no necesita.

Vaya por lo natural. Medicamentos alternativos, hierbas y raíces para enfrentarse a la menopausia

> **Stephanie:** *(Stephanie es casi un caso para un libro de texto sobre la menopausia)*
> *Tengo 45 años y estoy pasando por la tortura de la perimenopausia (quinto año).*
> *Mis síntomas físicos incluyeron:*
>
> - *Ganancia de peso*
> - *Hinchazón*
> - *Menstruaciones frecuentes, cada 17-21 días*
> - *Calambres muy intensos y espasmos musculares en el recto, vagina y uretra (aliviados sólo con dos baños sitz de una hora al día)*
> - *Sangrado en exceso*

- *Confusión mental y fatiga severa*
- *Insomnio, hiperactividad, ansiedad*
- *Neuralgia y dolores musculares*
- *Actea: me ayudó con los espasmos musculares*
- *Chaste Berry (Agnus Castus): al parecer ayuda a regularizar mi ciclo menstrual*
- *Bladder Wrack (Fucus vesiculosis): parece ayudar un poco con el peso.*
- *La combinación de ácidos grasos esenciales: aceite de fibra de arroz para cocinar, suplementos de aceite de borage, vitamina E, aceite de linaza y aceite de semilla de grosella negra, definitivamente me ayudó con los dolores nerviosos y musculares.*
- *Cápsulas de gel de Coenzima Q-10 gel: son geniales para aumentar la energía (busque las que no contienen aceite de soja, colorante rojo o conservantes)*

Maggie: *Probé con Remifemin (actea racimosa) para aliviar los sudores nocturnos, y al parecer ayudó a hacerlos menos severos y frecuentes. También fui a ver a una mujer que practica la meditación y me hizo un preparado de hierbas chinas (hay que hervirlas en agua y beber la infusión tres veces al día, y también la usaba como ducha vaginal) que pude pasar durante dos semanas, y después cambió la combinación de hierbas basándose en mis reacciones, tenía demasiadas náuseas para continuar.*

Mirar la lista de hierbas y suplementos que Stephanie y Maggie tomaron, puede asustarnos un poco. ¿Dónde conseguir estas cosas? ¿Qué son? ¿Funcionan?

Antes de entrar en detalles con los tratamientos alternativos, quiero hacer énfasis en la necesidad de consultar a su médico antes de comenzar cualquier tipo de terapia alternativa. Todos los suplementos de hierbas que mencionaré pueden ser adquiridos sin prescripción médica; esto puede hacerla sentir libre de experimentar, pero también pueden ser peligrosos. La información que le proporciono no pretende sustituir el consejo de su médico, además, ninguna de las terapias alternativas que mencionaré ha probado científicamente su efectividad.

Fitoestrógenos

Son plantas cuya constitución química es parecida al estrógeno humano. Algunos fitoestrógenos comunes son la actea, las isoflavonas, las ipriflavonas, los derivados de la soja, la leche de soja, las semillas de soja, el vitex y el dong quai. Nuestro organismo se confunde un poco y lee éstos fitoestrógenos como si fueran estrógenos humanos, pero es importante que sepa que no son bio-idénticos.

De cualquier manera, los fitoestrógenos se han utilizado durante cientos de años para ayudar a las mujeres a lidiar con la menopausia, perimenopausia, SPM y otros desequilibrios hormonales. No obstante, los fitoestrógenos no deben ser *lo único* que tomemos para reponer nuestras hormonas. Recuerde, ¡equilibrio, equilibrio, y equilibrio!

Actea racemosa (black cohosh): Su función principal es aliviar los síntomas más fastidiosos de la menopausia como ataques de calor, dolores de cabeza, ansiedad y mal humor. Como casi todas las hierbas medicinales, necesita seguir tomándola al menos de seis a ocho semanas para notar alguna diferencia significativa, y aún así, algunas mujeres nunca llegan a notar diferencia alguna. Si ya está tomando otra terapia hormonal natural para sustituir el estrógeno, la actea estará de sobra. Además, también conlleva efectos secundarios incómodos como náusea y mareos. (Schwartz *The Hormone Solution* p.79).

Dong quai (raíz de Angélica): Ésta es una raíz que ha sido utilizada por los chinos durante miles de años para ayudar a las mujeres a aliviar los calambres menstruales. Los estudios con dong quai indican que reduce la hinchazón, baja la presión arterial y aumenta el consumo de oxígeno del hígado. (Conrad p. 138). Toma aproximadamente dos semanas para producir efectos notorios.

Vitex (chasteberry, Agnus Castus): Ayuda a equilibrar el estrógeno y la progesterona en el organismo. Toma varios meses comenzar a sentir los efectos de la chasteberry y algunas mujeres nunca llegan a ellos. Ha probado ser efectiva al ayudar a las mujeres que iniciaron su menopausia a edad temprana, pero desafortunadamente conlleva algunos efectos secundarios limitantes como aumento de peso, diarreas, náuseas y dolores de cabeza. Es importante *no usar vitex* en combinación con otro tratamiento hormonal, mientras se toman píldoras contraceptivas o en periodo de lactancia (Conrad p. 138, Schwartz *The Hormone Solution* p. 77).

Aceite de onagra: Ha sido empleado para tratar síntomas tanto de la menopausia como del SPM. Se trata de un medicamento tradicional de los nativos norteamericanos que contiene los ácidos grasos esenciales (las grasas "buenas") que nuestro cuerpo necesita. Antes de utilizarlo, consulte a su profesional de la salud. Algunos estudios muestran que, si bien puede ayudar a prevenir el endurecimiento de las arterias, enfermedades del corazón y presión arterial alta, así como dolor de pechos y síntomas del SPM, algunas mujeres que lo han tomado junto con medicamentos antisicóticos han sufrido convulsiones. (Conrad p.138, Schwartz *The Hormone Solution* p.80).

Algunos otros remedios medicinales comunes son *gamma oryzanol, ginseng,* raíz de regaliz, ñame salvaje, vitamina E, valeriana, melatonina, kava kava, tanaceto (matricaria), DHEA, hierba de San Juan y SAM-E. De nuevo, aunque resulte tentador comenzar por su cuenta su propio régimen dietético y productos alternativos, también puede ser peligroso. Nuestros cuerpos son laboratorios químicos, y si no entendemos los experimentos que hacemos con él, podemos hacernos daño.

Es necesario consultar a su médico acerca de cualquier cosa que tenga intenciones de tomar. Es lo más seguro. Si su médico está informado, será capaz de entenderla mejor, de trabajar (o no) con otros medicamentos y de encontrar la mejor manera de equilibrar su organismo. Es hora de abrir el diálogo: hablen acerca de su cuerpo, de su funcionamiento, del trabajo que los medicamentos que toma hacen por usted, y pregunte si cualquiera de los suplementos alternativos mencionados podría serle de utilidad. Para mayor información, busque las referencias en la bibliografía de este libro. En sus libros, tanto Conrad como Schwartz dedican amplias secciones a hablar sobre terapias alternativas para la mujer.

Las hormonas y el estrés

Los cambios significativos en el estilo de vida –buenos y malos– pueden estar relacionados con los cambios en el equilibrio hormonal. (Schwartz *The 30-Day Natural Hormone Plan* p. 24)."

Parece lógico que lo que suceda en el exterior de nuestras vidas afecte inevitablemente la manera como sienta y reaccione nuestro cuerpo en el interior. El estrés es un factor crucial en las funciones y desarrollo de las hormonas. ¿Por qué? ¿Cómo?

Cuando pasamos por un periodo de estrés, nuestro organismo reacciona para protegernos. Es natural. El cuerpo libera más cortisol en periodos de estrés, pero recuerde que tener niveles altos de cortisol es una señal que la glándula pituitaria interpreta para dejar de producir hormonas. Entonces nuestro cuerpo reacciona, y algunas mujeres se vuelven infértiles y tienen la menstruación. Algunas otras dejan de menstruar.

Desde el *punto de vista* de la naturaleza, resulta lógico. Concebir un bebé durante periodos de estrés intenso no es de prioridad alta. Nuestro organismo responde al medio ambiente y hace lo que puede para protegernos, aunque algunas veces no reacciona como quisiéramos.

Considere nuestro acelerado estilo de vida. Piense cómo el estrés nos ha afectado desde la adolescencia hasta la adultez. Piense en todos esos eventos que pueden causarnos estrés.

- Exámenes escolares
- Terminar la escuela
- Iniciar un nuevo trabajo
- Perder un trabajo
- Ser muy exitoso
- Heredar o ganar mucho dinero
- Caer en bancarrota
- Ser transferido a un nuevo departamento (ciudad, estado o país)
- Contraer matrimonio
- Divorcio o separación
- La muerte de un ser querido
- Jubilación
- Tensiones médicas como cirugías y enfermedades
- Menopausia

Necesitamos aprender a escuchar a nuestro cuerpo. Cuando experimentamos mucho estrés, nuestro sistema inmunológico se pone en juego porque nuestro organismo está trabajando al máximo para hacernos superar la presión. "El estado en que se encuentre nuestro sistema inmunológico se ve reflejado en los niveles hormonales" (Schwartz *The 30-Day Natural Hormone Plan* p. 38).

¿Recuerda a Silvia, en el capítulo anterior? Su menopausia inició repentinamente, ocasionada por estrés emocional. Esto no es poco común: el estrés puede causar que nuestro cuerpo reaccione de manera radical. A veces sabemos que algo no va muy bien, aunque los cambios sean casi imperceptibles.

El diario del estrés

A veces pensamos que todo va muy bien. Tenemos trabajo, familia, tenemos todo lo que podríamos desear ¿qué podría estresarnos? Cuando comenzamos a sentir cambios físicos y nuestros cuerpos dejan de trabajar como solían, lo último que se nos ocurre es relacionar estas reacciones con el nivel de estrés y la manera en que lo enfrentamos.

Cuando me fui de casa para ir a la universidad, tenía la regla cada dos semanas. Nunca imaginé que la frecuencia de mi menstruación tuviera que ver con el estrés de comenzar una nueva vida. De manera similar, muchas mujeres que han ganado peso, se sienten apáticas, deprimidas o ansiosas, no se han dado cuenta que sus cambios físicos están directamente relacionados con lo que está pasando en sus vidas.

Si usted siente cambios radicales en su cuerpo, trate de llevar un diario. Escriba absolutamente todo lo que le pase. ¿Qué sucede en el trabajo? ¿En la escuela? ¿Con sus relaciones personales? ¿En casa? ¿Duerme bien? ¿Cuánto? Así como lleva un registro de sus alimentos, lleve uno de sus actividades diarias. Esto le ayudará a clarificar lo que está pasando con su vida y a establecer relaciones entre estos eventos externos y sus desequilibrios hormonales. Algunas veces lo que parece más insignificante puede ser lo que realmente está ocasionando semejante desorden en nuestro cuerpo.

Terapias hormonales sustitutivas naturales y estrés

Si tomamos terapias hormonales sustitutivas naturales, podemos ajustar las hormonas que tomamos en tiempos de alto estrés para ayudarnos a enfrentarlo. Algunas veces nuestro cuerpo olvida qué necesita. Tomar terapias hormonales sustitutivas naturales es la mejor manera de compensar las necesidades de nuestro organismo, ya que las dosis pueden ser cambiadas de acuerdo con estas necesidades una y otra y otra vez. No estamos atrapadas en una píldora, tenemos opciones.

Xenoestrógenos

Los he mencionado varias veces en las páginas de este libro, pero ¿qué son y de dónde provienen?

A diferencia de cualquier tiempo pasado, hoy en día estamos expuestos a cantidades enormes de "xenoestrógenos" –formas de estrógenos ajenos que se originan fuera del cuerpo. Los pesticidas y compuestos químicos que se encuentran en plásticos, detergentes, productos para el cuidado personal, alimentos enlatados e incluso cremas contraceptivas, contienen xenoestrógenos. La dioxina es uno de estos químicos, un compuesto peligroso que se encuentra en el medio ambiente y en niveles alarmantes en nuestros alimentos. Estos químicos se comportan como un estrógeno agresivo y afectan el equilibrio de nuestros niveles hormonales. A menudo ocasionan problemas en mujeres jóvenes. El organismo reacciona a dichos estrógenos acelerando la transformación sexual mucho antes de los trece o catorce años como solía ser la norma evolutiva natural. Hoy en día, las mujeres comienzan su menstruación a más temprana edad que nunca, algunas desde los nueve años. (Reiss p. 37).

Si antes teníamos problemas de dominancia del estrógeno, los xenoestrógenos han inclinado aún más la balanza del equilibrio hormonal. No hay manera de evitar la vida, apagar el mundo, escondernos en casa envueltos en burbujas de plástico y permanecer a salvo. Pero mientras más conscientes seamos de los productos que usamos en casa –desde nuestro detergente para los trastos, hasta nuestro tinte para el cabello– mejor libradas saldremos.

¿Qué puede hacer para liberar su hogar de toxinas y xenoestrógenos? Trate de seguir el ejemplo de Stephanie.

Unos cuantos cambios pequeños pueden hacer una gran diferencia.

***Stephanie:** Dos de los mayores cambos que hice fueron (1) deshacerme en casa de tantos productos químicos como me fuera posible (muchos de los cuales crean exceso de estrógeno), y (2) colocar filtros de agua en las duchas y lavabos para eliminar el estrógeno químico adicional de mi agua para ducharme y cocinar (y ya usamos agua destilada para beber).*

Los pequeños pasos que demos para purificar nuestros hogares y vidas pueden hacer toda una diferencia en el funcionamiento de nuestras hormonas. Será imposible deshacerse de absolutamente todos los xenoestrógenos y químicos, pero los pequeños cambios –como comprar nuestra carne de un pequeño productor, comprar vegetales frescos en un mercado de granjeros, ser conscientes al comprar productos de limpieza– pueden hacernos sentir diferentes.

En lo personal, estoy cansada de las manzanas simples que lucen muy bonitas pero no tienen sabor, y encuentro muy sospechosas las pechugas de pollo que parecen una pata de cordero. Eso no es natural. Además, mientras más alimentos naturales nos llevemos a la boca, más gusto les encontraremos.

Elija la vida

Algunos de estos cambios también los notará en las cuentas de la compra. Resulta un poco más caro comprar pasta integral y azúcar natural, pero piense en lo que se ahorrará a largo plazo. Es difícil convencernos de invertir en nuestro cuerpo cuando tenemos chicos que enviar al colegio, hacer los pagos del coche y la hipoteca de la casa. Pero tenemos un solo cuerpo para toda la vida. Los gastos en el cuidado de nuestra salud se dispararán si no comenzamos a cuidarnos hoy.

No tiene que hacer todos los cambios de golpe. Pero poco a poco, incorporar opciones más sanas en el carrito de la compra nos ayudará a tener buenos hábitos, no sólo a nosotras sino también a nuestros chicos.

Elija la vida, elija la salud. Tome esos céntimos extra y trate de estirarlos, porque a la larga, si no tenemos salud, no tenemos nada.

Puntos clave de este capítulo

- La dieta y el ejercicio están directamente relacionados con el funcionamiento de nuestras hormonas.
- Algunos pasos sencillos ayudarán a su cuerpo a su correcta producción hormonal: elimine refrescos gaseosos, azúcar refinado, alcohol, café, ácidos transgrasos, drogas sintéticas y tabaco.
- Siéntese a comer. Tómese el tiempo para digerir adecuadamente. Una digestión deficiente afectará negativamente la acción de las hormonas en el organismo.
- Mientras menos nos ejercitemos, menos hormonas produciremos. Es un círculo vicioso.
- Nuestro cuerpo necesita ejercitarse al menos tres veces por semana.
- El único tipo de ejercicio físico que aumenta la densidad ósea es el entrenamiento con peso (como el yoga, máquinas de peso, Pilates y bandas elásticas).
- Los fitoestrógenos son píldoras, infusiones o hierbas con una estructura química parecida a las moléculas del estrógeno humano.
- Los fitoestrógenos han sido utilizados durante miles de años en las culturas asiáticas y pueden adquirirse sin prescripción en las herboristerías y tiendas naturistas.
- Actea, dong quai, y chasteberry son ejemplos de fitoestrógenos.

→

- Antes de iniciar cualquier terapia alternativa, consulte a su médico.
- El estrés tiene efectos significativos en nuestro funcionamiento hormonal. Nuestro cuerpo hace lo posible para liberarnos cuando nos encontramos bajo mucho estrés; algunas veces esto ocasiona la reducción de nuestra producción hormonal.
- Los xenoestrógenos son hormonas que se encuentran en el medio ambiente – en limpiadores domésticos, químicos en los tintes para el cabello, etc. Los xenoestrógenos son muy potentes y también afectan a las hormonas de nuestro organismo.
- Llevar una vida lo más natural posible será a la larga más saludable y mejor para nuestro organismo. Debemos tratar de incorporar los cambios sugeridos en nuestro día a día tan pronto como sea posible.
- Todo afecta el funcionamiento de nuestras hormonas... ¡todo!

Desayuno	Hora	Grupo Alimenticio	Cantidad	Ingredientes
Comida	Hora	Grupo Alimenticio	Cantidad	Ingredientes
Cena	Hora	Grupo Alimenticio	Cantidad	Ingredientes
Tentempiés	Hora	Grupo Alimenticio	Cantidad	Ingredientes
Bebidas/ Líquidos	Hora	Grupo Alimenticio	Cantidad	Ingredientes

Fecha:

Instrucciones

1. Llene una tabla al día
2. Si tiene la lista de los ingredientes de sus alimentos, por favor escríbalos
3. Una vez terminado su análisis alimenticio, vuelva a las tablas. Señale todo lo "malo"
4. ¿Qué hábito alimenticio (comida o bebida) es más sobresaliente para usted?
5. ¿Qué elemento podría eliminar hoy de su dieta, que le ayudase a mejorar su salud?

Capítulo 8

Patentes, Compañías Farmacéuticas y el Poder del Dinero

¿Por qué no hemos supimos nada antes sobre hormonas naturales? Han estado en el mercado por más de veinte años, pero nunca hemos visto su publicidad. No hemos visto anuncios mostrando hermosas mujeres regocijándose y compartiendo sus experiencias acerca de cómo las terapias con hormonas naturales han cambiado sus vidas. ¿Por qué?

Detrás de todo esto está el dinero.

Las patentes

La progesterona derivada de los nabos salvajes mexicanos nunca fue patentada y está disponible de manera gratuita. Sin la posibilidad de las patentes para asegurar las ganancias potenciales de las hormonas derivadas de plantas, la industria farmacéutica nunca despertó su interés en los componentes básicos naturales. Todo lo contrario, esta industria ve a los productos "naturales" como una amenaza, tanto que existe un esfuerzo concertado para bloquear su disponibilidad al público en general. (www.thecompounder.com/historyofsex-hormones.html)

Cuando Russel Marker encontró la forma de sintetizar hormonas naturales con nabos salvajes, no pensó en pedir la patente creyendo que ésta sería la mejor manera de colocar las hormonas naturales a la disposición de todo el mundo. Su genuina buena voluntad resultó mal cuando las compañías farmacéuticas investigaron y desarrollaron sus propias versiones de hormonas sintéticas. Esta industria patentó las investigaciones, arrinconó al mercado, promovió sus productos "milagro" entre la comunidad médica, e hizo millones, no, billones de dólares. Una patente garantiza a una compañía farmacéutica el derecho exclusivo de ser la única en vender un producto determinado durante ¡17 años! En este tiempo se puede vender mucho Premarin y Provera.

Pero ¿quién puede culparlos? Realmente no creo que las compañías farmacéuticas tuvieran la intención oculta de lastimar a las mujeres. Lo único que deseaban era hacer dinero, y esto es lo que hicieron, con productos que eran *casi* idénticos a las hormonas humanas. Pero *"casi"* no es suficiente, y treinta años más tarde, después de la explosión de la píldora contraceptiva, estamos siendo testigos de los efectos de estas hormonas *casi* idénticas en nuestras madres y abuelas: cáncer de mama y de ovarios, enfermedades del corazón, apoplejías...

Pero así como las farmacéuticas necesitan proteger sus finanzas, nosotros debemos proteger nuestros cuerpos, y esto se puede lograr educándonos, informándonos y exigiendo hormonas naturales. No será hasta el día que las compañías farmacéuticas noten un cambio en su fin último –hacer dinero– que observemos un cambio en la información completa disponible.

La difusión de la información

Las compañías farmacéuticas son como cualquier otra compañía: su objetivo es vender tantos productos como sea posible. Desde hace varios años han basado sus estrategias de ventas a través de los profesionales de la salud, proporcionando publicidad e información a la comunidad médica para que ésta informe a su vez a los pacientes.

¿Puede imaginar a una compañía de automóviles haciendo lo mismo? Si Toyota, en lugar de hacer publicidad, enviase información a todos los distribuidores de automóviles, se estrellaría contra el suelo. Es un hecho que la publicidad funciona.

Entonces ¿qué mejor manera de dar a conocer una nueva droga, que a través de anuncios en revistas, radio y televisión? Las compañías farmacéuticas hoy en día hacen todo lo que *cualquier compañía* moderna que quiere tener éxito hace: publicidad y ventas.

Soy curiosa por naturaleza y decidí hacer un pequeño estudio. A lo largo de una hora de transmisión televisiva conté diez anuncios publicitarios relacionados con medicamentos, tanto de prescripción como disponibles sin receta médica. Tres de ellos estaban relacionados con programas para bajar de peso, dos sobre gafas, uno sobre cómo encontrar el dentista adecuado, y el resto fue un manojo de anuncios de automóviles y anuncios locales. Dediqué entre cinco y diez minutos de mi hora televisiva a las... drogas (drogas aceptables, por supuesto).

Un niño pequeño lloriquea y se queja de su resfriado, y nos asegura que cuando "los chicos se enferman, mamá compra un _____". ¿No puede dormir? ¿necesita "alivio confortable sin calambres"? ¿Qué me dice de adquirir "protección total para su cuerpo? "¿Necesita partir ahora mismo?" "¡Tome la píldora púrpura!" El noticiario de hoy habló sobre el efedra (una droga para perder peso) y su prohibición; una mujer, en una junta de la empresa, se inquietaba y agitaba sobre su necesidad de obtener una receta médica para su problema de déficit de atención.

En determinado momento, tres diferentes anuncios de medicamentos destellaron en la pantalla en el lapso de un minuto. Es todo un reto mantenerse al día sobre los último antigripales y los medicamentos para prevenir la diarrea con la información que cabe en 30 segundos. *¿Qué debo comprar?*

En los anuncios de los medicamentos de los EEUU aparece siempre una voz seria y profesional en el fondo, que murmura los efectos secundarios de estos milagros médicos modernos: calambres, agitación, dolores de cabeza, fallas en el funcionamiento del hígado, incremento de la presión sanguínea...

"Si está considerando tomar este medicamento, consulte previamente a su médico. Los efectos secundarios pueden incluir somnolencia, enfermedades del hígado y un desdén general por cualquier cosa."
(En España es común escuchar la advertencia "Siga las instrucciones de este medicamento, y consulte al farmacéutico", mientras se observan los íconos correspondientes).

En estos anuncios, personas despreocupadas corrían en prados dorados con riscos escarpados de fondo, felices de estar libres de sus problemas de herpes. Cada anuncio terminaba con una sensación de alivio de haber escapado del mundo de dificultades que regía los cuerpos y mentes de estas pobres personas.

Pero ninguno de los actores de estos comerciales vestía llamativas cadenas doradas ni gabardinas negras; tampoco eran jóvenes nerviosos con marcas en los brazos o secuelas de abuso. Ninguna referencia a la posible adicción u otros problemas además de los mencionados (la voz seria mencionando los posibles efectos secundarios). Tuve la abrumadora sensación de que todo iba bien en la vida de estas personas.

El gasto general en los Estados Unidos en marketing farmacéutico se ha incrementado en más del doble desde 1996, hasta alcanzar 22 billones de dólares el año pasado, y si esta tasa de crecimiento continúa, los presupuestos para marketing superarán los de investigación y desarrollo en el 2009. Las compañías farmacéuticas también están descubriendo el poder de eliminar al intermediario: tan sólo el gasto dedicado al consumidor final fue para 68 drogas, o bien para un quinto de las principales marcas de medicamentos con prescripción. Parece que la publicidad está funcionando.

¿Quién no sabe lo que es la "píldora morada"?[1]

El costo promedio de lanzar una nueva droga al mercado ha alcanzado los más altos niveles de todos los tiempos. Los costos combinados de comercialización se están acercando a los 900 millones de dólares americanos por medicamento, en promedio.

El presupuesto de la DEA (*Drug Enforcement Administration,* organismo del gobierno de los EEUU encargado del control, regulaciones y leyes en torno a sustancias) para el 2003 fue de $1.897 billones de dólares, unos $20 billones por debajo del gasto total de las compañías farmacéuticas en marketing. La FDA (*Food and Drug Administration,* la autoridad estadounidense que regula los medicamentos y alimentos que salen al mercado) estuvo cerca de alcanzar este presupuesto con un total $1.727 billones de dólares para el 2003.

La publicidad es inteligente. Primero nos proporciona una lista bastante general de síntomas, y después nos dice que debemos consultar a nuestro médico acerca de *éste medicamento* que nos aliviará de todos los síntomas previamente mencionados. Podrían existir otros veinte o treinta medicamentos para el mismo problema, pero probablemente preguntamos a nuestro

---

[1] El posicionamiento de *the purple pill*, o la píldora morada en los EEUU es el resultado de la exitosa campaña publicitaria de NEXIUM, medicamento antiácido de los laboratorios AztraSeneca

médico sobre el medicamento específico que conocemos por su publicidad, quien a su vez nos extenderá la receta médica.

También debemos recordar que tener información insuficiente es algo peligroso. Aunque tengamos la idea de tener amplio el panorama, nunca debemos perder de vista *el* propósito de la publicidad: vender.

¿El móvil? Dinero.

Y a pesar de que, por ley, las compañías deben hacer constar los posibles efectos y consecuencias de tomar sus drogas, a menudo bloqueamos esa parte. Las farmacéuticas, por supuesto, harán énfasis en la parte positiva. Nosotros como consumidores estamos habituados a correr "riesgos", y los ignoramos seguros de que las ventajas de cualquier droga compensarán por mucho su parte negativa. Missy nos habla de sus experiencias con los efectos secundarios de la píldora contraceptiva (hormonas sintéticas).

> ***Missy:*** *Tenía SEVEROS cambios repentinos en mi estado de ánimo, y depresión. El instructivo del medicamento ponía que la depresión podría ser un efecto secundario. Visto así parece inocuo, cuando en realidad era terrible. Pienso que me hubiera incapacitado si no hubiera sido porque empezaba mi trabajo recientemente y no podía permitirme faltar. Literalmente no podía pedir la baja, así que tuve que aguantar. Además, tengo 36 años, por lo que siento que soy un poco joven para tener este tipo de reacción. Había tomado la píldora en varias ocasiones previas sin problema alguno. Tener mejor información –llame si tiene estos síntomas, podría tener síntomas incluso si no los tuvo antes– sería útil.*

Entonces ¿por qué no hay publicidad para la terapia hormonal sustitutiva natural? Las hormonas naturales no están patentadas. Las compañías farmacéuticas han elegido no gastar millones de dólares promoviendo lo que no han patentado, y por tanto, lo que no es de su comercialización exclusiva. Cualquier compañía de drogas puede producir hormonas naturales. Ahí tenemos uno de los eslabones de la cadena rota de información. Si no están invirtiendo en comerciales e información, son pocas las posibilidades de que obtengamos el conocimiento si no lo buscamos nosotros mismos.

¿Y qué hay acerca de los estudios contradictorios, los hechos dispares y la información conflictiva?

¿En quién debemos confiar, como mujeres, para obtener la información que necesitamos? ¿por qué cualquiera tomaría lo que yo escribo como información veraz? ¿por qué cualquiera tomaría lo que cualquiera escribiese como información veraz?

Cuando miramos los estudios sobre drogas y sus resultados, debemos poner atención a *quién paga por el estudio*. Lo anterior es crucial para poder evaluar si el estudio es objetivo y completo.

El mejor estudio hecho en los últimos años aún está por terminarse, y es el conducido por *The Women's Health Institute* (citado en los capítulos IV y V). Este estudio se ha hecho de manera independiente de cualquier compañía farmacéutica o grupo de interés; comenzó con tres grupos de mujeres (aunque ahora son sólo dos): el grupo de observación (a cuyos miembros se les da un placebo), y dos grupos de tratamiento divididos de acuerdo con la presencia o no de útero en las mujeres (debido a histerectomía).

A las mujeres que no tuvieron histerectomías se les administró Pempro (la terapia combinada continua de estrógeno/progestina). Recuerde que las mujeres que toman terapias combinadas continuas no tienen menstruaciones.

A las mujeres que tuvieron una histerectomía se les dio estrógeno solo (Premarin). La organización detuvo el estudio del primer grupo pues las mujeres que tomaban Pempro estaban teniendo problemas como tasas más altas de cáncer de mama, enfermedad coronaria, coágulos y ataques al corazón– problemas increíblemente serios y amenazantes para la vida. Estos resultados fueron publicados en 2002, y fue entonces cuando se levantó "oficialmente" la bandera roja de las terapias hormonales sustitutivas.

El estudio de la WHI continúa en proceso y finalizará en el 2005 (después de más de nueve años de investigación). Las mujeres que han tomado Premarin solo no han tenido los mismos efectos perjudiciales que las que tomaron Pempro. Antes de que éste estudio fuera publicado, otras organizaciones y estudios independientes comenzaron a revelar cuán peligrosas son las THS para las mujeres.

Lorraine Rothman, Educadora de la Salud, investigadora y autora sobre desequilibrios hormonales, menopausia e historia de las THS, expone los hallazgos de su grupo de investigación (www.fwhc.org)

Lorraine: Mucho de lo que se había escrito hasta ahora ha sido dado totalmente por descontado como consecuencia del estudio de The Women's Health Initiative. En 1975, nuestro grupo de investigación revisó estudios médicos de los EEUU, Alemania, Francia y España, remontándonos tanto como pudimos para encontrar estudios específicos sobre los efectos cambiantes en la salud y hormonas de las mujeres, y comenzamos a escribir sobre los peligros de la terapia sustitutiva hormonal. Continuamos revisando estudios médicos hasta ahora, y monitoreamos la manipulación continua de las compañías farmacéuticas. Aprendimos pronto que las compañías aportaron fondos y continúan aportándolos para la realización de casi todos los estudios. Los primeros estudios, en los años 1920, fueron basados en mujeres muy enfermas en hospitales. Como resultado, sus conclusiones estaban sesgadas y no aplicaban a la vasta mayoría de mujeres en la población. Las compañías farmacéuticas saltaron sobre estos estudios, tan equivocados como eran, y contrataron médicos para que escribieran libros acerca de las maravillas y bene-

ficios de las drogas cuando éstas estaban por salir al mercado. El libro de Wilson, de 1960, sobre mantenerse joven mediante el reemplazo de las hormonas que las mujeres en menopausia presumiblemente dejaban de producir, es un ejemplo. Mal, mal, muy mal. Demasiadas mujeres leyeron estos libros y murieron por tomar estas hormonas. De hecho, hace dos años hubo un caso en una corte de Inglaterra en el que el esposo de su fallecida mujer demandó a las compañías farmacéuticas que producen drogas basadas en hormonas, y ganó. El certificado de defunción de esta mujer indica Terapia Hormonal Sustitutiva como su causa de muerte.

Como podemos ver, el grupo de Lorraine tenía información desde 1970, pero nadie escuchó. Es muy difícil tener una voz en este mundo si no tenemos una billetera para respaldarnos. Sin embargo, ahora las cosas comienzan a cambiar.

Los bebés Premarin, una razón más para *no* tomar Premarin

A pesar de que los estudios de la WHI sobre los efectos del Premarin no serán publicados hasta el 2005, ahora sabemos que tomar estrógeno sin oposición no es la mejor opción para nuestro organismo –especialmente los estrógenos hechos de sustancias ajenas, como los que se hacen con orina de yegua embarazada–.

El secreto para una menopausia saludable es el equilibrio. Y este equilibrio no puede alcanzarse si no proveemos a nuestro cuerpo de las hormonas bio-idénticas e imitamos el uso natural que nuestro cuerpo daría a estas hormonas si fueran producidas por él.

El Premarin ha comenzado a sorprender a algunos también, debido al debatible tema de los animales que producen la orina necesaria para crear la droga. Como expliqué antes, el Premarin está hecho a base de orina de yegua embarazada. ¿Cómo tratan a los caballos que producen la orina? ¿qué les pasa a los potros cuando nacen?

El trato dado a los animales varía de granja a granja, por lo que no es posible hacer generalizaciones sobre el tratamiento de los animales. No obstante, los reportes han mostrado una gran disparidad en el trato, desde condiciones absolutamente horribles –donde se mantienen a las yeguas embarazadas en condiciones muy incómodas debidas a los catéteres y las bolsas de orina– a tratos decentes, en los que las yeguas hacen ejercicio regularmente y se les permite descansar del catéter.

Los potrillos que nacen de estas yeguas son llamados *bebés de Premarin*.

El objetivo de la compañía [Wyeth Ayerst] es que una granja de Premarin acoja a cuantas yeguas sean posibles, y embarazarlas cuantas veces sea posible, con el fin de incrementar la cantidad de orina recolectada. Pero Wyeth Ayerst (AHP) no otorga consideración alguna a los potrillos en el proceso de producción. En el último de los casos, los potrillos son considerados un producto secundario indeseable de la producción de orina. (http://www.hihopes.com/premarin_info_p3.html).

Se estima que unos 75.000 potros nacen cada año como producto secundario de Premarin. Algunos son subastados, muchos son enviados al matadero. De acuerdo con el reporte del Presidente de la AHP (*American Home Products Company*, que podría traducirse como *Compañía Americana de Productos para el Hogar*) para sus accionistas, hoy en día Premarin es la droga más recetada por los médicos en los Estados Unidos. Y a pesar de que Wyeth Ayerst gastó $1.8 billones de dólares en investigación y desarrollo en 1998, ni un solo céntimo de este dinero fue destinado a investigar mejores maneras de producir estrógenos, ni tampoco a encontrar una solución a los

75.000 potrillos que nacen cada año gracias a la producción de Premarin.

Muchas organizaciones se dedican hoy día a salvar y a encontrar un hogar para estos bebés abandonados. Algunas de estas organizaciones son FoalQuest (en Alberta – lo cual es conveniente pues la mayor parte de Premarin se produce en Canadá), la Fundación United Pegasus (en California), Ipswhich Equine Rescue (en Massachusetts), y Donna's Playground. Encontrará las direcciones de sus páginas web en la bibliografía.

Quise llamar su atención sobre este tema, ya que este libro está centrado en maneras naturales de enfrentarse a los desequilibrios hormonales. La producción de Premarin es cuestionable porque estos caballos son utilizados prácticamente como ratas de laboratorio. Son el desecho del mundo farmacéutico y tienen vidas horribles.

Con tanta y tan avanzada tecnología y facilidades otorgadas a la investigación, resulta ilógico que no se hayan buscado mejores maneras de producir estrógenos *más seguros* para las mujeres; pero como argumenté anteriormente, los beneficios económicos son el móvil. Sin embargo, cuando la producción masiva de una droga tiene efectos controversiales en las mujeres y definitivamente efectos negativos en una gran población de animales, es necesario dar un paso atrás y examinar qué estamos poniendo en nuestro cuerpo y *cómo* está hecho. Si el dinero maneja a las compañías farmacéuticas, sus prácticas no cambiarán hasta que los billetes dejen de desbordarse para financiar su producción, investigación, desarrollo y marketing. Debemos trabajar para que las corporaciones también hagan conciencia (incluso si ésta surge como consecuencia de bajas en sus ventas y ganancias).

La terapia hormonal sustitutiva natural le da a la mujer una opción. Tener opciones para elegir es tener el poder, y podemos elegir reabastecer nuestras hormonas agotadas de tal manera que no lastimemos nuestro organismo ni el medio ambiente. Suena como una decisión sabia ¿no cree?

La información que nuestros médicos reciben

Carol: *Quisiera que la comunidad médica dejara de comer de la mano de las compañías farmacéuticas. Pareciera que la mayoría de los médicos simplemente se dejan llevar con cualquier cosa que las grandes corporaciones les recomiendan antes de buscar soluciones más naturales. Creo que les dan todo tipo de premios como viajes en crucero y hoteles lujosos para ellos y sus esposas, etc. Las compañías farmacéuticas gastan millones (billones) promoviendo sus productos e inundando a los médicos con propaganda. Y a lo que más me opongo, es a la publicidad que nos dice que PIDAMOS una droga en particular a nuestro médico; y que EL MÉDICO LA PRESCRIBA, sin considerar cualquier otra alternativa o medicamentos disponibles o adecuados para el caso particular de un paciente. Quisiera que los médicos cumplieran sus deberes y no sólo tomaran las recomendaciones de las compañías farmacéuticas (las cuales tienen un interés oculto) y del paciente (quien normalmente está desinformado médica y científicamente, ¡excepto por la información que obtiene de la publicidad de los medicamentos!)*

Carol expresa lo que muchos de nosotros probablemente comenzamos a sentir: estamos comenzando a sentirnos como instrumentos del juego corporativo de hacer dinero. Como consumidores, hemos sido bien entrenados por un sinnúmero de anuncios publicitarios para: ropa, música, pasta dental, artículos para el hogar. Estamos habituados a la publicidad de los medicamentos para el resfriado y todo tipo de drogas que se venden sin receta médica. Entonces, ¿por qué no anunciar también las drogas que se obtienen sólo bajo prescripción? Parecía inevitable que las compañías farmacéuticas encontraran la manera y comenzaran a impactar directamente al consumidor final. Los medicamentos de prescripción son generalmente más caros, pero esto no detendrá al consumidor: somos susceptibles a la persuasión, y desde que las compañías farmacéuticas comenzaron a promover sus drogas directamente entre el público, el uso de drogas de prescripción se ha elevado hasta las nubes. ¿De quién es la culpa?

Es una pregunta difícil de responder, pero no creo que los médicos deban ser señalados como los responsables de *todo*.

A pesar de gran parte de los médicos conocen la existencia de las hormonas naturales, son muy pocos los que saben qué hacer con ellas. La mayoría de los especialistas que trabajan en clínicas obtienen la información referente a los medicamentos que prescriben de tres fuentes principales: representantes de las compañías farmacéuticas, cursos médicos educativos continuos, y diarios médicos comerciales. Los representantes de las compañías farmacéuticas visitan regularmente a los médicos en sus consultorios para ofrecerles muestras de sus productos recientes. Junto con las muestras, distribuyen artículos científicos sobre los medicamentos que promueven, indicando cuán efectivos son. Cuando evalúan estos medicamentos, los médicos deben recordar que es muy factible que el laboratorio del producto haya patrocinado la investigación (Schwartz The Hormone Solution p. 95 – 96).
Muchos médicos –quienes tienen muy poco tiempo como para seguir las pruebas de medicamentos doblemente probadas y controladas por placebo reportada por el Diario de la Asociación Médica Americana (Journal of the American Medical Association), el Diario Médico de Nueva Inglaterra (the New England Journal of Medicine), y otros diarios médicos principales– están completamente en la oscuridad respecto al uso de hormonas naturales. Su uso no se enseña en ninguna escuela de medicina, ni se promueve por ninguna compañía farmacéutica, las cuales son la principal fuente de información para casi todos los médicos "convencionales" (Wright p.23).

Es verdad que, si los médicos son profesionales educados, son ellos quienes deberían ser capaces de dominar todas las opciones. Pero satisfacer las demandas de una población cambiante no es tan fácil como solía ser. Los profesionales de la salud están expuestos cada vez a más y más información nueva. Si no se especializan en un tema, les resulta muy difícil estar al día.

Por otro lado nosotros, como pacientes y como consumidores, también necesitamos asumir la responsabilidad y hacernos cargo de nuestra salud. Somos nosotros mismos quienes conocemos mejor que nadie nuestro propio cuerpo. Entonces, ¿por qué esperamos que nuestros médicos nos den todas las respuestas? ¿por qué no, mejor, nos convertimos en los profesores de nuestros médicos? ¿es esto mucho pedir?

En el capítulo IX examinaremos nuestra percepción de la medicina occidental, y las razones por las que nuestra relación con la comunidad médica necesitan un cambio.

Puntos clave de este capítulo

- Debido a que las hormonas naturales no están patentadas, las compañías farmacéuticas han buscado otras maneras de encontrar fórmulas susceptibles a patente.
- Patente = dinero... ¡y mucho!
- Las compañías farmacéuticas han comenzado a publicitar sus productos directamente al consumidor final. El público expuesto a la publicidad ejerce influencia sobre su médico sobre el medicamento que "podría" necesitar. Esta estrategia ha funcionado, y las ventas han crecido.
- Los médicos reciben la información de los representantes farmacéuticos, de cursos médicos educativos continuos y de diarios médicos. A menudo no tienen tiempo de mirar todos los diarios ni de mantenerse al día con la última información.
- Es muy importante poner atención a quién financia los estudios acerca de nuevas drogas o medicamentos. Un

estudio acerca de Premarin pagado por Wyeth Ayerst, por ejemplo, probablemente no sea muy válido.
- Las hormonas naturales están a nuestra disposición. Solo necesitamos pedirlas.

Capítulo 9

Oriente se encuentra con Occidente

Maggie habita una gran ciudad de los Estados Unidos. En su proceso de búsqueda de profesionales de la salud que tuviesen conocimiento sobre hormonas naturales, pudo darse cuenta de que encontrar a un médico cualificado que, no sólo conociera las terapias hormonales sustitutivas hormonales naturales, sino que estuviera dispuesto a trabajar con ellas, no es tan simple como parece.

***Maggie:** [Muchos médicos] no saben cómo trabajan y por eso se intimidan con ellas. En unos tres años, o antes, es probable que suspenda mi THS por los riesgos de contraer cáncer de mama, y buscaré un médico alternativo quien use métodos naturales que incluyan testosterona. Mi médico actual no está instruido en esto. La mayoría de los médicos no miden las hormonas para tratar a cada mujer de forma individual. Creo que conlleva mucho esfuerzo y gasto, y puesto que nuestras hormonas cambian cada día, los médicos no se hacen bien a la idea; y por esto, a las mujeres se les recetan dosis y tipos de hormonas que no funcionan en sus cuerpos. Ellas dejan de tomarlas, y entonces* *son infelices. Mi mayor preocupación es con la testosterona, dejaría el estrógeno y el Prometrium y usaría testosterona tópica, pero tampoco sé si sea seguro. Creo que se necesita más investigación sobre cómo medir y como prescribir basándose en las necesidades de cada individuo.*

El mayor obstáculo que las mujeres afrontan cuando comienzan su búsqueda de terapias hormonales sustitutivas naturales, es encontrar el médico adecuado con el que puedan trabajar. Las mujeres somos sofisticadas y conocedoras; estamos más educadas e interesadas en cuidarnos a nosotras mismas –no lo ignoraremos hasta que los chicos se vayan, nuestros maridos estén alimentados y la casa esté limpia.

Las mujeres buscan profesionales de la salud que escuchen sus necesidades y que respondan de manera adecuada a estas necesidades. Las mujeres buscan un consejero, no un dictador. Las mujeres quieren trabajar *con* sus médicos, quieren verse involucradas en las decisiones que se toman sobre su propia salud. Pero la búsqueda de alguien capaz de escuchar y de trabajar con nosotras, puede ser desconcertante y desgastante. Podemos sentirnos topar con la pared.

Pero no se rinda, encontrar al médico que se adapte a sus necesidades es posible.

¿Cree haber leído bien?

Si, lo hizo.

¿Acaso el tipo de tratamiento que usted pide a su médico existe en realidad?

Si, existe.

Pero ¿este tipo de tratamiento es accesible para la mujer promedio?

Si, lo es.

Muchas mujeres, como Maggie, sienten que tienen que conformarse con las TSH u otras terapias inadecuadas porque no han encontrado al médico apropiado para trabajar *con* él. *CON* es la palabra importante de esta frase. Sin embargo, mientras mejor informadas estemos, mejor idea tendremos de nuestras opciones, aunque debemos luchar para hacer que estas opciones estén disponibles para todo el mundo.

Antes de hablar de cómo encontrar al médico adecuado y de darle a conocer el tipo de conversaciones que necesita tener con su profesional de la salud, tratemos de entender el desarrollo de la profesión médica en el mundo occidental, y sus diferencias con las filosofías del Oriente.

Harriet Beinfield y Efram Korngold han estudiado tanto a los EEUU como a la China en la búsqueda de un equilibrio entre estos dos mundos del pensamiento y de la medicina. En su libro *Between Heaven and Earth, A Guide to Chinese Medicine (Entre el cielo y la tierra. Una guía de la medicina China)* los autores nos llevan a recorrer la historia de la medicina Oriental y Occidental, y explican de qué manera la historia ha afectado la forma que tenemos de concebir la medicina y la interacción con nuestros médicos hoy en día.

Las próximas dos secciones fueron tomadas de su libro. Sólo toco puntos básicos, tratando de darle una mejor idea de cómo el mundo cayó en estos dos extremos en el tema del cuidado de la salud. Recomiendo ampliamente este libro a cualquiera interesado en medicina, medicina moderna y problemas de salud.

Después de mirar en la historia de estos dos mundos, quizá nos será más fácil comprender cómo podemos aproximarnos al cuidado de nuestra propia salud y encontrar una manera de crear alianzas con nuestros médicos. Finalmente, como pacientes somos libres de determinar cómo incorporar lo mejor de los dos mundos en nuestras propias vidas y hacernos cargo de nuestro bienestar.

Descartes y la división cuerpo-mente
(Beinfield & Korngold Between Heaven and Earth)

El filósofo francés René Descartes desarrolló el método cartesiano para practicar la medicina. Descartes es como el Henry Ford del cuerpo humano (obviamente cientos de años antes, en los 1600).

La ciencia médica en el mundo occidental se ha construido alrededor de la idea de que los seres humanos somos natural y mutuamente excluyentes.

Existen en dos mundos separados. En los años 1600, Descartes dividió la vida en compartimentos. Todo para él tenía una explicación racional, todo podía ser revelado usando el pensamiento deductivo. Las leyes de la mecánica gobernaban el universo, y en consecuencia, también al cuerpo humano.

¿Quién no ha estudiado el famoso método científico? Descartes impactó profundamente nuestras vidas y su filosofía sentó las bases de la ciencia y la medicina modernas.

Descartes, en la forma más simple de decirlo, entendía al cuerpo humano como una máquina con partes separadas funcionando para hacerlo trabajar. Así que si el hígado va mal, curaremos al hígado.

También hizo una gran distinción entre cuerpo y mente. ¿Quién no ha escuchado la frase "*Je pense, donc, je suis*" ("pienso, luego existo")?

Descartes no dijo, "camino, luego existo" o "mis hormonas funcionan, luego existo". El separó totalmente el cuerpo de la mente diciendo que uno no tenía nada que ver con la otra.

¿Extremista? Sí, pero ¿lo seguimos? Al pie de la letra.

No se trata necesariamente una manera errónea de concebir la medicina. De hecho, hemos seguido estos principios durante casi 400 años, y han funcionado durante mucho tiempo.

La medicina moderna, basada en la visión mecanicista de la naturaleza de Descartes (que fue posteriormente "probada" por Newton y sus Leyes de la Física) sembró el terreno de las especializaciones.

Los primeros anatomistas, al diseccionar los cadáveres, confirmaron que era verdad: el cuerpo humano efectivamente tenía compartimentos y departamentos que estaban de alguna forma conectados, pero que desempeñaban funciones diferentes por separado. El corazón bombeaba sangre, los pulmones respiraban, el hígado limpiaba el sistema, y así sucesivamente. La idea de que el cuerpo funcionaba como una fantástica máquina tenía mucho sentido (y aún lo tiene).

Pero ¿quién tiene el tiempo de aprender las intrincadas funciones de todas esas partes individuales? Cuando se fabrica un ordenador, alguien diseña el software, otra persona diseña el hardware, otros diseñan los chips, otros la caja y después al final todo se ensambla para formar un solo producto. Las personas que diseñan los chips tienen un buen conocimiento sobre cómo funcionan las corrientes eléctricas y circuitos en el ordenador, pero no necesariamente conocen de programación.

¿Cuál es el problema de la medicina occidental?

1. **Todo se divide en compartimentos.** Tal como hemos aprendido, el cuerpo humano es complejo y cada una de sus funciones afecta a otra función. Si tenemos un problema en el corazón, otras cosas pueden estarse sucediendo.

2. **Los médicos se han convertido en los shamanes, sacerdotes y dioses modernos.** Han sido elevados a categorías injustas tanto para ellos como para nosotros. Recuerdo una peli de los años 90 con Alec Baldwin y Nicole Kidman. Él era un médico al frente de un comité, y revisaba uno de sus casos. Teme que pueda ser cuestionado, su juicio podría ser puesto en duda, y en uno de los diálogos expone cómo, cuando esta en el medio de una cirugía, los miembros de la familia rezan a Dios para que todo vaya bien. Él continúa diciendo, "ello no le rezan a Dios, ellos me rezan a mi porque yo soy Dios". Este es un mensaje bastante fuerte que nosotros como pacientes enviamos a nuestros médicos, y lo más grave es que algunos de ellos lo reciben.

3. **Cualquier tipo de control que el individuo tenía sobre su salud y organismo ha desaparecido.** Es muy poca la gente que desafía la visión de sus médicos. Suzanne Somers explica en su libro *The Sexy Years (Los Años Sexy)* lo que ella misma hizo. También Lance Armstrong confrontó a su médico y de esa forma encontró el mejor especialista del país para tratarlo. Tenemos que reconocer, no obstante, que ambos Sommers y Armstrong eran financieramente capaces de hacerlo. No todos nosotros (de hecho solo unos pocos) podemos darnos el lujo de retar las recomendaciones de nuestro médico para buscar segundas o terceras opiniones, especialmente si no las paga la seguridad social.

4. **Los médicos están atados de manos por las políticas de las aseguradoras y las demandas legales.** Debido a que creemos que ellos *deberían saberlo todo*, debido a que son como los sacerdotes de la vida moderna, los médicos cargan un enorme peso de responsabilidad. En último caso, el cuidado de nuestra salud y sus respectivas opciones dependen de nosotros mismos; los médicos deberían ser los guías que nos facilitasen su conocimiento y ofreciesen las posibilidades disponibles. Pero los médicos están acorralados por nuestra naturaleza litigiosa, y se ven forzados a recomendarnos las soluciones "más seguras". Las obligaciones y responsabilidades que se les han adjudicado hacen que les resulte virtualmente imposible explorar nuevas posibilidades que no hayan sido aprobadas por el grueso de la sociedad. Nadan contra corriente en un río de burocracia, papeleo y cuotas de aseguramiento.

5. **En el mundo occidental somos pensadores lineares.** A conduce a B conduce a C y así sucesivamente. Existen claros puntos de inicio y fin. Debido a que delimitamos

y dividimos todo, vemos la muerte como un final –un final que ciertamente deseamos evitar. ¿Y esto qué tiene que ver con la medicina? Los médicos se han convertido en *Guerreros contra la Muerte* y *Prolongadores de la Vida*. La calidad de vida ha pasado a ocupar el asiento trasero, y de nuevo, no es su culpa. Todos *pensamos* así; al querer evitar la muerte, somos nosotros quienes elegimos indirectamente.

La intervención se ha convertido en la respuesta y panacea de la vida en el mundo occidental. *Intervención-* un corte aquí, una pastilla, un corazón mecánico, una máquina para respirar, o la insulina controlada son todos ejemplos de intervenciones, algo sobre lo cual nos deberíamos alegrar. Estos formidables milagros médicos, no obstante, se han convertido en la mayor debilidad de la medicina occidental moderna.

Nuestros médicos encuentran la enfermedad y luchan contra ella hasta el fin. Tenemos que localizar la sustancia extraña o la parte que falla en nuestro cuerpo y arreglarla. El objetivo de la medicina occidental, entonces, se convirtió en la lucha contra la muerte. La intervención ha superado la *prevención*. Entonces, nosotros como pacientes tenemos la expectativa de que nuestros médicos nos mejoren. Ellos, después de todo, *tienen todas las respuestas* ¿cierto? De nuevo, como he explicado antes, la mayor fortaleza de la medicina occidental (y nuestra manera de pensar) se ha convertido en su mayor debilidad.

Tómese un tiempo para reflexionar en la relación que lleva con su médico. ¿Hablan? ¿Tienen un diálogo? ¿Se siente libre de preguntar todas las preguntas que tiene? ¿Se siente cómoda de expresar su desacuerdo con un diagnóstico? ¿Qué le gustaría cambiar de la relación que tiene con su médico? ¿Cómo puede cambiar su perspectiva?

La clave está en comenzar por usted misma. Si usted sube a su médico en un pedestal, ¿cómo puede esperar trabajar *con* él o ella para mejorar su relación y, como consecuencia, dar un giro en la experiencia de su salud?

Aquí llega la medicina oriental...

La ruta alternativa

Encuentro irónico que la experiencia y tradición de tres mil años sea considerada como "alternativa". Algunas personas, cansadas de la medicina occidental, han virado hacia la visión oriental de la medicina como si fuera la única respuesta. Esta actitud *también* es extremista. Para ser franca, si un médico encontrase un tumor en mi cuerpo, sería la primera en visitar un cirujano para que lo extirpe y a un oncólogo para que me proporcione el tratamiento que necesito. Entonces ¿por qué alguien como yo necesitaría medicina oriental?

De nuevo, los beneficios de la medicina occidental han ayudado a extender las expectativas de vida y a mejorar su calidad. Si tenemos una infección, sólo es cuestión de tomar unos cuantos antibióticos y seguir adelante: ya no es cuestión de vida o muerte, como solía ser. Las fortalezas de la medicina oriental, sin embargo, pueden encontrar un equilibrio magnífico si se alían con las tecnologías desarrolladas por la medicina occidental.

La medicina oriental se basa en la premisa opuesta que da lugar a la occidental: la naturaleza y la vida son intrínsecas una de la otra; de hecho, la naturaleza es el contexto donde todo tipo de vida ocurre. Nuestro bienestar está directamente ligado con el bienestar de la Tierra, no somos más que extensiones de ésta. Todo lo que hay en el mundo, desde árboles hasta rocas, animales y seres humanos, el cielo y la tierra, todo tiene fuerza de vida. Esta fuerza se llama *Qi* (chi).

Además, en la medicina china todas las cosas tienen un equilibrio. Este es el famoso *Yin-Yang* del que todo el mundo habla. Básicamente, no puede haber *yin* sin *yang*. Una falla en el equilibrio de nuestro cuerpo (demasiado yin, muy poco yang, etc) provoca enfermedad.

Continuando por esta línea, no es posible separar la mente del cuerpo, y el cuerpo humano no puede dividirse en partes especializadas. Cualquier tipo de enfermedad en el cuerpo es el resultado de un desequilibrio de la relación entre partes. Esta es la respuesta.

En lugar de mirar sólo un problema y tratar el síntoma (como hacemos en la medicina occidental), la medicina china busca la relación entre las partes del cuerpo para entender la condición (y no la causa, o los síntomas). Esta es una distinción crucial entre las medicinas de Oriente y Occidente: la medicina oriental busca las condiciones del cuerpo, la medicina occidental busca las causas. La medicina oriental busca el contexto, las relaciones, el equilibrio y la armonía. La medicina occidental divide y conquista.

La enfermedad en la medicina oriental, al contrario que en la occidental, no es una malévola fuerza externa que ataca al sistema. La enfermedad es parte del cuerpo, y un cuerpo equilibrado probablemente no se enfermará. Según la medicina china, cuando una persona se enferma es porque algo en su sistema no está bien equilibrado. Si es la misma enfermedad la que causa el desequilibrio es irrelevante; el objetivo de la medicina china es mantener el equilibrio.

Ya que el enfoque de la medicina oriental se basa en equilibrio y relaciones, la filosofía oriental no separa el cuerpo en partes discretas ni lo secciona en sectores individuales. Cada parte, proceso y función del cuerpo depende de otra parte, proceso y función. El sistema en su conjunto es interdependiente, así que cuando algo va mal, el problema es el equilibrio.

La medicina oriental es sensible a las fluctuaciones naturales y cambios de nuestras fuerzas de vida, y trabaja para mantener la armonía dentro de nuestro cuerpo. No separa el problema o la enfermedad de la persona que la padece.

Lo anterior, como su fortaleza, se vuelve también su debilidad. Mientras que la medicina occidental puede aislar el problema para arreglarlo, la oriental no lo permite. Como mencioné anteriormente, quiero ese tumor fuera de mí, y realmente no me importan sus relaciones con mi corazón, pulmones, cerebro, etc.

Sin embargo, las fortalezas de no separar la enfermedad del paciente son la *prevención* y el *mantenimiento*. Quizá mi dieta defectuosa y el estrés con el que vivo contribuyan a desarrollar un tumor. La medicina oriental trabaja colocando mi vida en equilibrio para que esto no suceda de nuevo. Recuerde que ni la medicina oriental ni la occidental son intrínsecamente buenas o malas; simplemente son diferentes. Y podemos tomar las fortalezas de cada una para incorporarlas a nuestras vidas.

Podríamos mirar a un médico oriental como si fuera un campesino (como lo conciben Beinfield y Korngold). Piense en la función de un campesino: observa su cosecha, recorta, toca el suelo y toma una muestra de pH. Basado en el contexto de la situación en su conjunto, el campesino determina la mejor manera de mantener la cosecha saludable, o de mejorar su producción si es éste el caso. Un campesino no espera a que una plaga llegue, ataque y extermine su siembra, sino que revisa cada día las condiciones de su campo y toma decisiones constantemente para mantenerlo en armonía. Trabaja para *prevenir*, no para *intervenir*.

Imagine qué pasaría si cada granjero esperase a que sus campos se secaran para irrigarlos. Tendríamos escasez alimenticia. Los médicos orientales no esperan a la sequía para agregar agua, sino que supervisan el agua todo el tiempo. Esta es la más grande fortaleza de la medicina oriental: trabaja para mantener el equilibrio *antes* de que cualquier cosa vaya mal. La medicina oriental enfatiza a la persona y quita importancia a la enfermedad o al problema (a diferencia de Pasteur). (Esto sería asesino para las agencias aseguradoras, y las tasas se desplomarían)

Pero un médico chino no puede tener éxito supervisando a sus pacientes si no tiene una buena comunicación con ellos. Ésta es también una gran ventaja de la medicina china: existe una relación entre médico y paciente. Los médicos trabajan con los pacientes para encaminarlos y mantenerlos en un estado de salud. Tanto pacientes como médicos entienden que el médico está para facilitar el conocimiento más técnico, pero es el paciente quien en última instancia debe comprender su propio cuerpo.

Los médicos chinos tocan a sus pacientes, sienten sus cuerpos. Aprietan y necesitan sentir la fuerza vital del paciente- su *Qi*. No se sientan detrás de grandes escritorios tamborileando un lápiz, haciendo preguntas y respondiendo "*mmm*". No existe una brecha entre médico y paciente, no hay un sacerdocio de la medicina, sino colaboración.

Si la medicina oriental ha existido desde hace tanto tiempo, ¿por qué no la hemos incorporado a nuestras vidas? ¿Por qué está renaciendo justo ahora, después de mil años de hibernación?

A principios del siglo [pasado] se realizó un estudio subsidiado por las fundaciones Carnegie y Rockefeller. Su propósito era encontrar cuáles escuelas estaban más interesadas en promover medicina "científica", es decir, en promover los nuevos desarrollos tecnológicos basados en drogas y hospitales. El Reporte Flexner, publicado en 1910 por la Asociación Médica Americana (American Medical Association) que había seguido el estudio, recomendó que el apoyo económico de las fundaciones fuera brindado sólo a las escuelas de medicina comprometidas con la investigación científica, basadas en los modelos desarrollados en el siglo XIX. Todas aquellas terapias que no se basaran en el modelo cartesiano fueron consideradas no científicas y serían, por tanto, desautorizadas. Sólo 20 por ciento de las escuelas existentes sobrevivió. El otro 80 por ciento se adhirió a la "doctrina vitalista", la cual establecía que "el hombre asiste, pero la naturaleza cura". La Naturopatía, la Homeopatía y la herbología fueron forzadas a salir de la corriente y relegadas al estatus de medicina folklórica. Fueron finalmente depreciadas debido a la falta de fondos y a la presión política.

Una vez más observamos el regocijo del capitalismo y su fin último –el dinero. Afortunadamente, el péndulo se está moviendo: las escuelas de medicina contemporáneas comienzan a incorporar nuevas técnicas (bueno, viejas técnicas renovadas) para tratar a los pacientes en conjunto con la biotecnología. El matrimonio del Oriente con el Occidente no se vislumbra tan lejos en el horizonte.

La historia del desarrollo de la medicina en los Estados Unidos (y del mundo occidental en general) ayuda a proporcionarnos un contexto en el que podemos examinar las relaciones que tenemos hoy en día con nuestros sistemas de salud, médicos, profesionales, enfermeras y técnicos. No siempre existió una brecha entre *ellos* y *nosotros*. Felizmente, gracias a algunas universidades punta de lanza como la Clínica de Mayo (sólo por mencionar una) la brecha se está cerrando.

Ceder todo el poder a los médicos no es justo ni para ellos ni para nosotros. Con suerte el extremismo se suavizará y podremos trabajar todos *juntos* para mejorar nuestra salud, disminuir las tasas de aseguramiento (como consecuencia de menor número de demandas por negligencia médica) y encontrar el equilibrio que necesitamos entre tecnología y contexto.

Quiero que comprenda que la relación que cultive con su profesional de la salud puede conducirla a tener un mejor tratamiento. Hacer preguntas, escuchar a su cuerpo y entender el tratamiento son aspectos cruciales para lograr una buena salud. No hay razón para volvernos mudos en el consultorio médico si tenemos una voz; nuestros cuerpos necesitan más que tecnología para curarse. Podemos usar las dos fuerzas del mundo de la medicina para encontrar el equilibrio.

Veamos cómo podemos encontrar profesionales médicos dispuestos a trabajar con nosotros. Le mostraré el tipo de preguntas que necesitamos hacerles y el tipo de conversaciones que necesitamos tener con ellos. ¡No sea tímida! Se trata de su salud y de su vida.

¿Son los osteópatas y naturópatas médicos de verdad?

A pesar de que muchos médicos profesionales pueden estar dispuestos a trabajar con sus pacientes, estamos presenciando un renacimiento de las medicinas, licencias y escuelas de Osteopatía y Naturopatía. Éstos profesionales son educados en la vieja escuela médica, pero sus programas hacen énfasis en otras áreas de la medicina.

Médicos naturópatas

Los médicos naturópatas obtienen su grado de licenciatura y van a la escuela médica como los demás médicos. Entre sus cursos también estudian química, física, biología y bioquímica, pero la principal diferencia en la instrucción de médicos y naturópatas es el enfoque en nutrición, remedios botánicos, manipulación, homeopatía, acupuntura, psicología y otras terapias holísticas. Los naturópatas hacen énfasis en la prevención y estilo de vida, y restan importancia a las drogas, a la cirugía y a la radiación.

Osteópatas

De manera similar a los naturópatas, los osteópatas pasan por los mismos rigurosos estudios previos similares a los de los médicos convencionales. Los osteópatas están autorizados a extender recetas médicas, y muchos se dedican a la medicina interna, familiar, cirugía, pediatría, radiología y patología, de manera similar a los médicos "normales".

La diferencia, no obstante, es que su instrucción se centra en el cuerpo humano como un todo y en las relaciones entre las partes del cuerpo. (¿Suena familiar?) Además, su entrenamiento médico les permite estar más abiertos a otras posibilidades de tratamiento. Algunos osteópatas tienen títulos dobles (médico general, osteópata, etc).

Christine Conrad señala dos acciones básicas que se necesitan tomar antes de comenzar un tratamiento con hormonas naturales.

1. Haga que su médico actual trabaje con usted, o bien consiga otro médico.
2. Realícese todas las pruebas hormonales que necesite...

A veces sentimos un cierto compromiso con nuestros médicos, especialmente si hemos estado con ellos durante años. Es normal, finalmente son ellos quienes han evaluado nuestro organismo... pero recordemos que se trata de *nuestro* cuerpo y no de *sus* egos.

¿Continuaría acudiendo al mismo taller mecánico si cada vez que lleva su automóvil sale de él malhumorado? ¿Seguiría yendo a la misma peluquería si cada vez, sin importar lo que dijese, saliese de ahí como Tina Turner en los años 80? ¿Contrataría a un jardinero que no cortara el pasto y que olvidara regarlo con agua?

Yo no lo creo. De hecho, estaría furiosa, y exigiría de alguna manera que sus expectativas se cumplieran en lo mínimo. Quizá incluso llamaría al Instituto Nacional del Consumo para quejarse de que, de nuevo, han quemado cada cabello sobre su cabeza; pero estoy segura de que no pensaría "bueno, quizá debería regresar para ver si *esta vez sí* me escuchan".

Entonces, ¿por qué nos sentimos obligados y comprometidos con nuestros médicos, si no escuchan nuestras necesidades y no nos ayudan a sobrellevar una de las más difíciles épocas de nuestra vida?

En su libro *The 30-Day Natural Hormone Plan,* la Dra. Schwartz nos aconseja cómo acercarnos a nuestro médico.

No siga ciegamente el consejo de su médico. Averigüe por qué la envía con un especialista o a hacerse un examen específico.

Pregunte al médico lo que hará con los resultados del examen y de qué manera éstos afectarán su tratamiento. Si siente que algo no cierra, busque una segunda opinión.

Tome el control de su salud. Cuando vaya al médico, asegúrese de que sea usted quien esté a cargo. Piense que usted va al médico a obtener la información que necesita para mejorar su propio bienestar. Él tiene las herramientas para ayudarle, no para asustarle o confundirle. Con esta actitud, usted puede y podrá mantenerse saludable y tomar la máxima ventaja de lo mejor que la profesión médica es capaz de ofrecer.

Hay algunas cosas que podemos hacer antes de visitar al médico, durante la visita, y después. Le daré una lista de consejos que puede seguir para prepararse mejor antes de la consulta o el examen médico. A pesar de que algunos puntos le parecerán obvios, al final puede resultar útil escribirlos y reflexionar sobre ellos.

Antes de ir con el médico

Pensemos que somos detectives o reporteros. Tenemos que preguntar qué está pasando con nuestro organismo.

1. **¿Qué** le está sucediendo, o qué va mal con mi cuerpo?
2. **¿Qué** síntomas tengo?
3. **¿Cuándo** tengo estos síntomas? (por la mañana, todo el tiempo, por la noche)
4. **¿He tenido** síntomas como estos con anterioridad? (Historial médico)
5. **¿Qué** medicamento tomo ahora mismo? (Historial médico)
6. **¿Durante cuánto tiempo** he tomado este medicamento? (Historial
7. **¿Qué** está sucediendo con mi vida en este momento? (Historia social)

8. **¿Cuándo** comencé a tener estos síntomas?
9. **¿Quién** en mi familia ha tenido síntomas y problemas similares? (historial familiar)
10. **¿Cómo** me siento? (física y emocionalmente)
11. **¿Cómo** se sienten mi familia, pareja y compañeros de trabajo respecto a mi situación?
12. **¿Cómo** deseo ser tratada? ESTA PREGUNTA ES ENORMEMENTE IMPORTADA, ESPECIALMENTE SI USTED DESEA HORMONAS NATURALES.

Hágase estas preguntas a usted misma, y escriba sus respuestas. Pregunte a sus familiares más cercanos también; a menudo no reconocemos lo que sucede con nuestro organismo porque estamos atrapadas en nuestros ajetreados mundos cumpliendo nuestras obligaciones familiares, profesionales y sociales. Comience a prestar atención especial a los cambios que note, lleve un registro *escrito* y muéstrelo a su médico.

A menudo nuestro médico nos pregunta "¿qué tal, cómo va?" a lo que respondemos con un "bien, gracias" sin pensarlo demasiado. Pero para empezar, si estuviésemos "bien" no estaríamos en el consultorio... esta respuesta es automática, como un reflejo. Pero si llevamos preparada una lista de nuestros síntomas, la respuesta será totalmente distinta. Podremos contestar entonces con un "bien, gracias... excepto por esto..."

Antes de ir al médico, insisto en mi recomendación de llevar un diario de eventos que estén sucediendo en su vida. Esto puede ayudar al médico a comprender su contexto social, lo cual también es necesario en la toma de sus decisiones. Durante una semana o dos, siga de cerca cada aspecto de su vida. Una vez haya comenzado, se volverá hábito, y realmente comenzará a prestar atención a los cambios del mundo a su alrededor y de su interior, y se dará cuenta de cómo todos estos cambios afectan su salud. El diario servirá de ayuda para aprender a ser más introspectiva.

Respóndase a usted misma las siguientes preguntas:

1. **Dieta**: ¿Qué he comido últimamente? ¿Cuándo y en qué cantidad?
2. **Ejercicio**: ¿Estoy haciendo ejercicio? ¿Qué tan a menudo? ¿Regular o esporádicamente?
3. **Sueño**: ¿Qué tal duermo? Lleve un registro de sus patrones de sueño.
4. **Estrés**: ¿Qué tipo de situaciones externas estresantes estoy viviendo? ¿Están sucediendo cambios importantes en mi vida? ¿Cómo voy en el trabajo? ¿En casa? ¿En mi vida personal?

En el consultorio de su médico

Lleve la lista de sus síntomas y su historia médica. ACUDA CON UN GRAN AMIGO, SU PAREJA O UN SER QUERIDO. Cuando iniciamos un nuevo tratamiento no deberíamos ir a consulta sin compañía. De hecho, si es posible recomiendo que siempre acuda al médico acompañada para ayudarle a escuchar lo que su médico tenga que decir, y ayudarle a recordar las preguntas que debe hacer. Haga una alianza con su médico y su familiar o amigo cercano; ¡su salud y bienestar también afectan a otras personas!

Antes de comenzar, pregunte al médico:

1. ¿Está dispuesto a trabajar con hormonas naturales?
2. ¿Cuál ha sido su experiencia con hormonas naturales?
3. ¿Con qué tipo de exámenes hormonales trabaja? (diga a su médico que desea examinar sus niveles hormonales en un laboratorio. Pida examinarse los niveles de estradiol, progesterona y FHS)
4. ¿Cuándo puedo hacerme estos exámenes y cuándo puedo esperar los resultados?
5. ¿Qué hará con la información obtenida de los resultados de mis exámenes?

Una vez hechos los exámenes, pregunte:

1. **¿Por qué** me ha prescrito estas hormonas y en estas dosis? (aunque las dosis pueden cambiar, su médico debería comenzar con dosis bajas. Es más fácil agregar que quitar)
2. **¿A quién** le encargará mi prescripción? ¿trabaja con una farmacia? (pida a su médico que le recomiende una buena farmacia con la que haya trabajado previamente)
3. **¿Qué** tan a menudo debo tomarlas? (Recuerde que las terapias hormonales sustitutivas continuas no son recomendables –las que suspenden la menstruación- Está demostrado que son dañinas para la salud. Asegúrese de que su médico sepa que usted desea que su cuerpo trabaje como cuando tenía 20 años. Probablemente deba tomar estradiol dos veces al día y progesterona durante sólo 10 o 14 días al mes, imitando su ciclo menstrual.
4. **¿Qué signos** tendré en caso de estar tomando demasiado o muy poco de una hormona o de otra?
5. **¿A quién** puedo llamar en caso de sentir que necesito un chequeo?
6. **¿Cuándo** puedo esperar comenzar a sentirme mejor?

Sea específica al hablar con su médico. Haga preguntas claras, y pídale que se tome el tiempo para explicarle el funcionamiento del medicamento. Hable con él o ella acerca de las ventajas y desventajas de las píldoras, parches, cremas y geles, y averigüe con qué tipo de medicamento su médico se siente más cómoda. También responda ¿con qué se sentiría usted más cómoda? Tómese el tiempo para leer más acerca de hormonas y pregunte *cualquier cosa* que no entienda.

Si su médico se resiste a usar hormonas naturales, no se siente cómodo con ellas o afirma que no está dispuesto a trabajar con ellas, entonces busque otro médico. Así como su médico puede elegir entre trabajar o no con hormonas naturales, usted también puede elegir buscar alguien que sí lo haga. Estamos hablando sobre su propia salud.

Esto no debe confundirse con ser agresiva o beligerante: simplemente está exponiendo sus necesidades. Si él o ella no puede satisfacerlas, usted necesita encontrar a alguien que sí lo haga. No se trata de ser agradable sino de obtener la atención médica que necesita y merece.

Por otra parte, recuerde que los médicos no saben leer la mente. Una vez iniciada su terapia con hormonas naturales, necesitará comunicar constantemente cómo se siente. Al principio es probable que deba hacerse chequeos de hormonas cada par de meses, pero una vez se haya estabilizado probablemente tendrá que chequearse una vez o máximo dos veces por año. Mientras tanto, es importante mantener una relación abierta y positiva con su médico: esta es la razón por la cual, en la sección *antes de*, hablamos de llevar un registro de lo que estaba sucediendo en su vida. Lleve esta información consigo, y compártala con su médico. Toda esta información es muy importante.

Para cuando haya logrado pasar por todo este proceso, se encontrará más en sintonía con su cuerpo y sus necesidades. Será capaz de sentir cualquier cambio importante o significativo. Este estado de atención permanente hacia usted misma es crucial para mantener un diálogo abierto con su médico.

Seguimiento- después de la consulta

Ahora todo es fácil ¿cierto? Casi. La terapia hormonal sustitutiva natural no es una solución "unitalla". Pueden pasar varios meses antes de encontrar la dosis adecuada para usted. Si ha modificado su dieta y hace ejercicio con regularidad, será maravilloso comenzar una vida más saludable. Puede haber unos cuantos meses en los que su medicamento necesita un apretón de tuercas aquí y allá, pero es lo normal, y es por esto mismo que abrir el diálogo con nuestro médico y mantenerlo dispuesto a escuchar es de capital importancia. Recuerde que cada cuerpo y cada mujer son diferentes. Y aunque estas diferencias se pueden reflejar en nuestros análisis de sangre, se verán más que nada en cómo nos sentimos.

Nuestros organismos cambian constantemente. Necesitamos poner atención a estos cambios y tomarlos en cuenta cuando se trata del cuidado de nuestra salud. Esto sólo puede suceder si mantenemos una comunicación clara y abierta con nuestro médico. Una vez lo haga ¡se sentirá como una mujer nueva! ¡Qué bien se siente estar al mando de nuevo!

Ahora, ¿está lista para hablar?

Puntos clave de este capítulo

- Descartes es el padre de la ciencia y de la medicina moderna.
- Descartes (respaldado por Newton) creía que todo tiene una explicación racional. Dividió la naturaleza de los seres humanos, el cuerpo de la mente, y el cuerpo en partes.
- Descartes creía que el cuerpo trabajaba como la maquinaria de un reloj.
- La medicina occidental moderna se basa en la intervención – no en la prevención.
- Los médicos occidentales son vistos como sacerdotes.
- Los médicos occidentales son "mecánicos" – los médicos orientales son "campesinos".
- Las fortalezas de ambas medicinas – oriental y occidental- son también sus mayores debilidades.
- La medicina oriental se basa en la prevención – no en la intervención.
- La medicina oriental concibe al cuerpo como un todo – equilibrando las partes que lo conforman.

- Es importante romper las barreras que hemos construido entre la comunidad médica y los pacientes.
- Las claves para mejorar el cuidado de nuestra salud son: el diálogo, la comunicación y el trabajo conjunto con nuestro médico.
- Tenemos opciones. Debemos hacer énfasis en esto y tomar las decisiones que satisfagan nuestras necesidades en cuanto al cuidado de nuestra salud y las terapias hormonales sustitutivas naturales.

Capítulo 10

Por siempre joven

Después de meses de investigación extensiva, entrevistas y juntas, me siento ¡llena de energía! Me emociona pensar que las puertas se están abriendo a las nuevas opciones que como mujeres tenemos para contar con mejor salud.

Estamos en el comienzo de la era de la mujer moderna. Como mujeres, estamos encontrando maneras de llenar nuestras vidas tanto en lo profesional como en lo personal. Tenemos opciones con las que nunca antes contamos, pero estas nuevas "libertades" han pasado factura a nuestros cuerpos. Estamos comenzando a tener más experiencias de todo tipo, buenas y malas, incluyendo el estrés.

Muchas mujeres continúan sufriendo terribles síndromes premenstruales, perimoenopausias y otros desequilibrios hormonales directamente relacionados con las hormonas sexuales. Quizá en tiempos pasados era más fácil esconderse detrás de las cortinas y esperar a que el ataque de calor llegara a su fin. Pero hoy en día una mujer profesional no puede escabullirse del medio de una clase de 35 estudiantes de educación secundaria, y esperar a que todo pase. A las mujeres se les ha enseñado a pensar que estos momentos incómodos (por decir lo mínimo) son parte del paquete femenino. Pero como ya ha leído, no lo son.

Ya es hora de hacernos cargo de nuestra salud. Si ignoramos nuestro cuerpo y sus necesidades, si dejamos nuestra salud en manos de otros, y si llenamos nuestro organismo de químicos sólo porque alguien que tienen un diploma nos dijo "es la mejor manera", estaremos boicoteando nosotras mismas los mejores años de nuestra vida.

Mediante cambios simples en nuestra dieta, ejercicio físico regular y la búsqueda del equilibrio en nuestra vida, comenzaremos a andar por el buen camino hacia la salud. Estos cambios, complementados con una terapia hormonal sustitutiva natural (si es necesario y usted así lo elige) ¡pueden volvernos a la vida! Ahora tenemos las herramientas para vivir la segunda mitad de nuestra vida llenas de vitalidad, energía, sensualidad y pasión; tenemos las herramientas y la información necesaria para abrir el diálogo con nuestros médicos y para exigir el tratamiento que necesitamos y merecemos.

A pesar de que me llevó más tiempo encontrar información sólida y certera acerca de las hormonas naturales (comparadas con las hormonas sintéticas), una vez acerté, comencé a encontrar toda la información que necesitaba. Esto es algo prometedor: la información está ahí... sólo necesitamos saber *dónde* encontrarla.

Todo el mundo quiere atrapar la juventud. Queremos sentir que estamos viviendo la vida, no tolerándola; y con las hormonas naturales, es posible. No obstante, si no queremos tomar hormonas también podemos hacer cambios en nuestra dieta y en el uso de productos de nuestra vida cotidiana para comenzar a tener un estilo de vida más saludable.

No existe una fuente misteriosa de la eterna juventud perdida en el medio de los Andes, cuyas aguas hagan desaparecer las arrugas por arte de magia. El verdadero misterio para las mujeres durante muchos años, fue mas bien la posibilidad o no de contar con más opciones. Ocultas detrás de las grandes corporaciones y las compañías farmacéuticas, las hormonas naturales han estado ahí durante años. Sólo necesitamos hacer un pequeño esfuerzo para obtenerlas.

¡Que se difundan por el mundo! Las hormonas naturales están aprobadas y disponibles. Las hormonas naturales son seguras y su precio es razonable. No es un cuento de hadas, es una opción viable para las mujeres que desean sentirse bien y que no quieren bombardear más su cuerpo con hormonas sintéticas.

Por favor, pregunte a su médico sobre hormonas naturales. Si él o ella no las conoce, busque otro médico que sí. Recuerde que es usted quien necesita hacer cambios en su salud, es usted la única que conoce a su propio cuerpo de dentro hacia fuera, la única que sabe lo que necesita. No se trata de ser agresiva, sino de obtener lo que necesita para su organismo, su salud y su bienestar.

Obtenga toda la información que sea posible. Edúquese a usted misma y ayude a educar a toda mujer que conozca. ¡Tenemos opciones! Ya es hora de comenzar a optar por ellas, sentirnos tranquilas de lo que ponemos en nuestro cuerpo y prepararnos para los próximos 40 años. Hoy puede ser el primer día del resto de su vida.

Bibliografía y fuentes

Libros

Beinfield, Harriet, L.Ac., y Efrem Korngold, L.Ac., O.M.D. *Between Heaven and Earth: A Guide to Chinese Medicine.* New York: Ballantine Wellspring, 1991.

(Título en español: Entre el Cielo y la Tierra: Los Cinco Elementos en la Medicina China. La Liebre de Marzo, 2000)

Conrad, Christine. *A Woman's Guide to Natural Hormones: For Every Stage, For Every Age.* New York: A Perigree Book, 2000.

Hertoghe, Dr. Thierry, M.D.. *The Hormone Solution: Stay Younger Longer with Natural Hormone and Nutrition Therapies.* New York: Three Rivers Press, 2002.

Reiss, Dr. Uzzi, M.D./O.B.-GYN.. *Natural Hormone Balance for Women: Look Younger, Feel Stronger, and Live Life with Exuberance.* New York: Pocket Books, 2001.

Rothenberg, Dr. Ron, M.D., y Kathleen Becker, M.A., R.N.. *Forever Ageless.* California: California HealthSpan Institute, 2001

Schwartz, Dr. ERika, M.D.. *The 30-Day Natural Hormone Plan: Look and Feel Young Again – Without Synthetic HRT.* New York: Warner Books, Inc., 2004.

Schwartz, Erika, M.D.. *The Hormone Solution: Naturally Alleviate Symptoms of Hormone Imbalance from Adolescence through Menopause.* New York: Warner Books, 2002.

Sommers, Suzanne, *The Sexy Years.* New York: Crown Publishers, 2004.

Wright, Dr. Jonathan V, M.D., y John Morgenthaler. *Natural Hormone Replacement for Women Over 45.* California: Smart Publications, 1997.

Artículos

Women's Health Initiative (WHI). *Risks and Benefits of Estrogen Plus Progestin In Healthy Postmenopausal Women Principal Results From the Women's Health Initiative Randomized Controlled Trial.* Journal of American Medical Association, July 17, 2002 - Vol. 288. No. 3.

Páginas web y artículos sustraídos de la Internet

Dearest. *Power Surge Menopause Survival Tips.* http://www.power-surge.com/educate/survival.htm, 2004.

Dunn, Kyla. How do Hormones Work? American Experience, PBS Online. www.pbs.org, 1998.

People and Events: The Development of Synthetic Hormones. American Experience, PBS Online, www.pbs.org, 2001.

Synthetic Hormone Used in Contraceptives And HRT Produces Negative Effects in Monkey Studies. Emory University Health Sciences Center: www.sciencedaily.com, June, 2004.

The History of Sex Hormone Extraction and Manufacture. www.thecompounder.com, 2004.

http://abcnews.go.com/sections/GMA/HealthyWoman/GMA020717Hormones_HW.html

www.ahcpr.gov

www.breastcancer.org

www.earlymenopause.com/hrt.htm

www.holistic-online.com

www.HormoneSolution.com

www.imaginis.com

www.medicinenet.com

www.people.virginia.edu

www.training.seer.cancer.gov

www.unomaha.edu

www.womensinternational.com